JENIFER GIRKE
PARALLELWELTEN

Jenifer Girke

Parallelwelten

Und welche Rolle spielst du in deinem Leben?

adeo

Ich widme dieses Buch
der Wahrheit, der Freiheit und der Liebe.

INHALT

PROLOG

1.35 Uhr, Samstagnacht. Ich liege im Bett. Tausende Gedanken rasen durch meinen Kopf. Eigentlich wollte ich heute doch früher ins Bett gehen. Gestern wollte ich das auch. Vorgestern auch. Vorvorgestern auch. Na ja, dann halt morgen. Oder übermorgen. Aber was hätte ich auch tun sollen? Der Artikel musste ja fertig werden und der Redaktion ist mein Schlafrhythmus – oder ist es schon ein Schlafmangel? – völlig egal. Und da Stefanie sowieso unser Kino-Date abgesagt hatte, bot es sich einfach an, heute Abend am Laptop zu sitzen und zu arbeiten. Kann ich ja nicht wissen, dass es doch länger dauert. Und dann sofort ins Bett gehen? Nein, das klappt auch nicht.

Ich brauche ein bisschen Zeit zum Runterfahren. Diesen einen Moment – und wenn er noch so kurz ist –, in dem ich nichts mehr tun muss. Oder in dem ich einsehe, dass mein Körper so müde ist, dass ich alles Weitere auf morgen verschieben muss. Sonntag kann man ja auch arbeiten. Apropos: Habe ich meinen Wecker schon gestellt? Sechs Stunden Schlaf wären ja schon nicht schlecht. Jetzt ist es zwei Uhr – also 8 Uhr aufstehen. Wer schreibt mir denn jetzt noch auf WhatsApp? Meine Protagonistin aus dem Artikel. Was? Sie will nicht, dass ich die Geschichte veröffentliche? Wie bitte? Das geht nicht! Ich habe wochenlang daran gearbeitet, alles andere hintangestellt, mein Chefredakteur erwartet das Stück in wenigen Stunden in seinem Postfach.

Mist! Was mache ich jetzt? Ich muss sie zur Vernunft bringen, sie beruhigen. Also fange ich an zu tippen. Das Licht ist wieder an, ich sitze aufrecht im Bett, ganz in mein Smartphone vertieft. Eine halbe Stunde später: Senden. Ein Häkchen. Zwei Häkchen. Warum werden die nicht blau? Was mache ich nur, wenn sie sich nicht beruhigen lässt? 3.15 Uhr. Mit tiefen Stirnfalten nicke ich von Sorgen geplagt ein. Das Licht an. Mein Smartphone noch in der Hand. Der Wecker steht auf 8 Uhr. Ein ganz normaler Samstag eben.

Zumindest für mich. Die ihre Müdigkeit zwar sieht, die müden Augen, die schwachen Glieder, die manchmal zu erschöpft sind, um vor dem Schlafengehen noch die Zähne zu putzen, sich aber trotzdem keine Pause gönnt. Wäre ich jemand anderes, würde ich mir gut zureden, zu entspannen, ein paar Gänge runterzuschalten, mir eine Auszeit zu nehmen. Entschleunigung. Kraft tanken. Einfach mal Augen zu. Aber bei mir laufen die Dinge anders. Ich bin eben ich. Ich muss funktionieren. Wenn ich mir erlauben würde, vom Gas zu gehen, würde ich wahrscheinlich ganz stehen bleiben. Das geht nicht. Das kann nicht. Das darf nicht sein. Nicht bei mir.

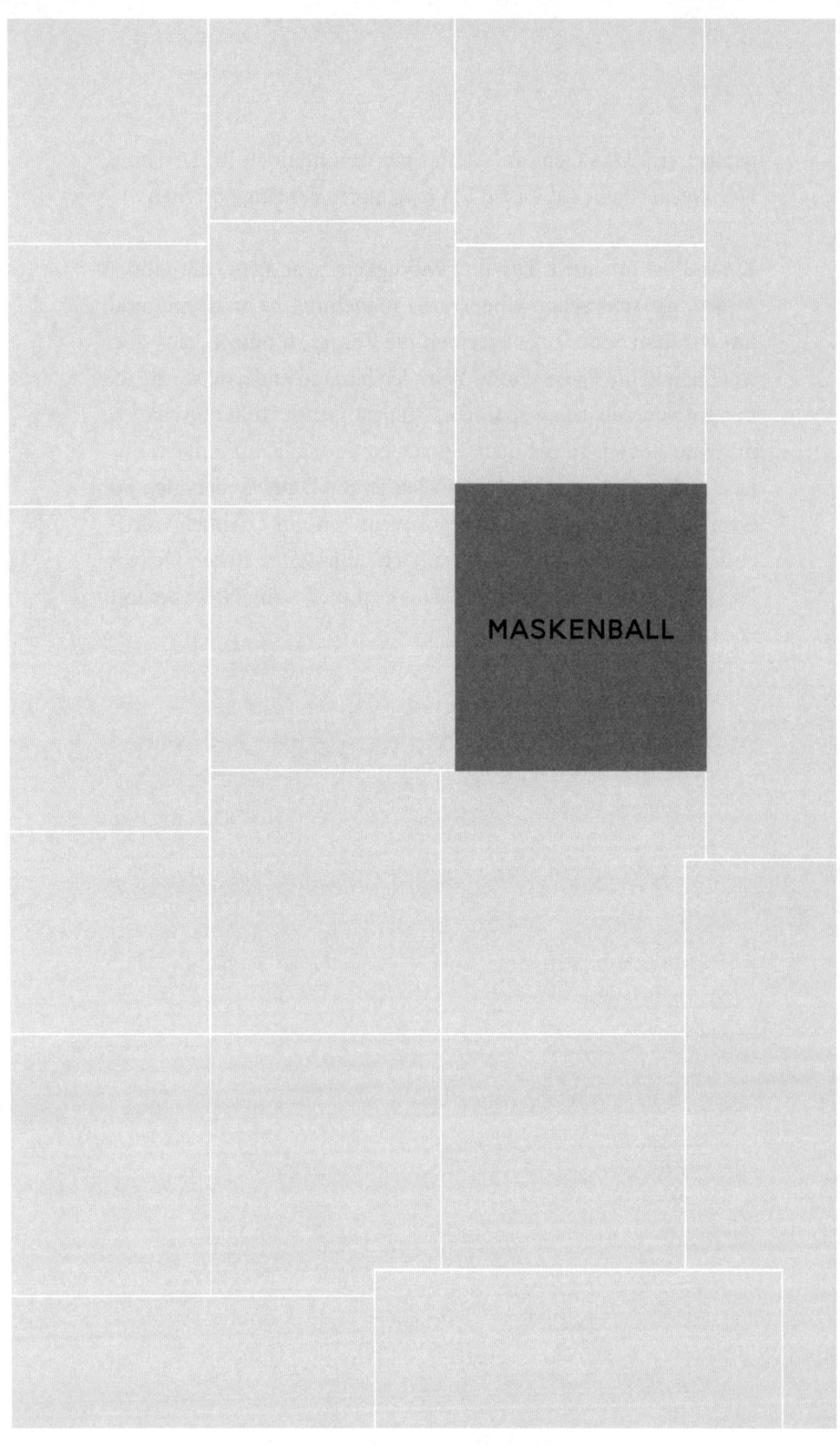

MASKENBALL

Jede Entscheidung ist ein Massenmord an Möglichkeiten.
Sich aber deswegen bewusst nicht zu entscheiden, ist Suizid.

J.G.

Nein, leider nicht der Maskenball mit schönen Kleidern, fantasie-
vollen Augenbedeckungen und einer vollen Tanzfläche, auf die
sich Männer nur dann trauen, wenn sie die Frau vorbildlich in
aller Höflichkeit und Zurückhaltung um den nächsten Tanz bitten. Eine solche heile Welt gibt es vielleicht bei Mr. Darcy und seiner angebeteten Elizabeth, doch mit dieser Geschichte hat unsere
Realität wohl kaum etwas gemeinsam, außer vielleicht zwei Eigenschaften, die in beiden vorkommen: Stolz und Vorurteil.

Stattdessen wieder so ein offizieller Termin in der Firma mit
Sektempfang: Jeder dackelt mit seinem „Ich-bin-nicht-überar-
beitet-und-mein-Job-macht-mir-richtig-Spaß-Gesicht" an, kippt
sich unbemerkt das zehnte Glas Alkohol in den Rachen, um seinem Frust in kontrollverlorenem Gefasel einen nicht zu deuten-
den Ausdruck zu verleihen und geht von einem Hand-Shaking-
Date zum nächsten Smalltalk. Hauptsache den Schein wahren,
man könne sich nichts Besseres vorstellen, als Teil dieses Teams zu
sein. Überstunden und Wochenendschichten sind zwar nicht Teil
des Arbeitsvertrags, aber warum auch – das ist doch Ehrensache!

So wie bei Georg. Ein typischer Arbeitnehmer der ebenso typischen Leistungsgesellschaft. Unzählige von ihnen habe ich getroffen oder sind mir von Augenringen gezeichnet, mit der sechsten Tasse Kaffee morgens um 8 Uhr entgegengeschlurft. Hättest auch du sein können?

Der 33-Jährige hat eine kleine Tochter – sie heißt Daliah und trägt ihre lockigen braunen Haare am liebsten offen, mit einer rosaroten Schleifenspange. Der Familienvater nahm den neuen Job in einem großen Softwareunternehmen euphorisch an. Er brachte ihn fachlich weiter und der Familie mehr Geld. Bislang klingelte sein Wecker morgens um 7 Uhr. Um 7.30 Uhr verließ er das Haus. Doch seit der neuen Anstellung ist das anders. Jetzt klingelt der Wecker um 5 Uhr, das gemeinsame Frühstücken mit Frau und Kind war einmal, dafür gibt es jetzt einen schnellen Kuss auf die Wange und ein flüchtiges „Liebe dich", bevor er in seinen Firmenwagen, die neue Mercedes S-Klasse, steigt und beim Bäcker für ein belegtes Brötchen und lauwarmen Coffee to go anhält, um (wie jeden Tag) überpünktlich zum ersten Meeting erscheinen zu können.

„Die Ergebnisse sind gut, aber sie können noch besser sein. Wir brauchen hier Ihre Expertise. Sie wird uns zu einem noch größeren Erfolg führen!" Solche Worte hört Georg in seinen ersten Wochen fast täglich. Man braucht ihn. Die Firma braucht ihn. Er ist wichtig. Als seine Frau anruft und erzählt, dass Daliah sich im Kindergarten einen schlimmen Mageninfekt eingefangen hat und sogar im Krankenhaus behandelt werden muss, ist das auch wichtig. „Sie fragt mich, wann du kommst und sagt, dass sie in Daddys Arme will." „Ich habe hier noch zu tun, aber ich beeile mich. Vielleicht schaffe ich es, sie ins Bett zu bringen. Gib ihr einen Kuss von mir." Aber es ist eben nicht wichtiger. Daliah schläft schon und Georg kann ihr nur noch einen „Alles-wird-gut-Kuss" auf die Stirn geben.

Nach den ersten Wochen ändern sich die Parolen: „Wir sind auf einem einzigartigen Erfolgskurs. Jetzt dürfen wir ja nicht nachgeben." Georgs Wecker klingelt jetzt auch schon mal um 4.30 Uhr. Enttäuschen ist einfach nicht drin, weniger Leistung kann er sich nicht leisten. Mehr Stunden. Längere Bürotage. Weniger Schlaf. Das ist seine neue (Parallel-)Welt.

Dass Daddy deswegen seine kleine Tochter höchstens zweimal in der Woche ins Bett bringen kann und ihre Schlafgeräusche besser kennt als ihr Lachen – na ja, das ist eben so. Dafür stimmt das Geld. Eine beachtliche Summe, die Monat für Monat auf dem Konto landet, ohne eine Chance zu bekommen, ausgegeben zu werden, zum Beispiel für einen Wochenendausflug, einen Schwimmbadbesuch, ein romantisches Dinner und Babysitter, geschweige denn einen Urlaub oder Disneyland.

Solange Georg davon überzeugt ist, in der Firma mehr gebraucht zu werden als zu Hause, wird er auf eine fallende Aktie schneller reagieren als wenn Daliah hinfällt und sich das Knie aufschlägt. Eine fast verstrichene Deadline wird größeres Pflichtbewusstsein auslösen als ein fast vergessener Geburtstag, und der Anruf vom Chef wird vor dem Anruf der Frau angenommen. Das wird ihn so lange befriedigen, bis er einen Fehler macht. Nicht mehr gut genug ist. Nicht mehr gebraucht wird. Wertlosigkeit fühlt. Wie eine Maschine, die kaputtgeht. Oder bis ihn seine Frau verlässt, weil er zwar noch in der Familie existiert, aber nicht mehr mit ihr lebt. Oder bis er so erschöpft ist, dass er selbst die Reißleine zieht. Ausgebrannt. Burnout. Diese neumodische Krankheit, die in den meisten Leistungskreisen mit Witzen abgehandelt wird wie: „Burnout? Das ist doch nur eine Ausrede! Die wissen einfach nicht mehr, was richtige Arbeit ist."

Verkehrte Welt, die ganz normal geworden zu sein scheint. Eine Welt, in der wir uns verkleiden, uns mit neuen Prioritäten bestücken, Liebe und Leistung gefährlich nah aneinanderrücken und das eine nicht selten vom anderen abhängig machen. Ein Maskenball, auf dem wir Tag für Tag tanzen. Mit der „Ich-leiste-alles-Maske", der „Ich-optimiere-mich-ständig-Maske" und der „Mir-geht-es-gut-dabei-Maske". Wenn dann der Ball vorbei ist, Mr. Darcy seine wortgewandte Elizabeth ziehen lässt, Georg und seine Kollegen wieder in ihre S-Klasse steigen und niemand zu-schaut, sieht man die tiefen Augenringe, die Traurigkeit in seinem Blick, die Erschöpfung in den Stirnfalten und die herunterhängen-den Mundwinkel, die endlich nicht mehr über vulgäre Witze unter Kollegen lachen müssen. Was bleibt dann noch? Wer bin ich, wenn ich nicht mehr leiste? Oder viel mehr: Wer bin ich, wenn ich nicht mehr leisten kann?

ALLER ANFANG
IST SCHWER

Ist das der richtige Weg?
Nein.
Oh, dann ist ja gut.
Warum soll das gut sein?
Auf Umwegen sieht man immer so viel Schönes.
J.G.

Redaktionssitzung, 9.30 Uhr. Julia ist ganz neu dabei. Berufsanfänger wie Julia gibt es viele. Vielleicht findest auch du dich in ihr wieder. Die 23-Jährige war schon um 5.30 Uhr wach, schaute Müsli mampfend das ARD-Morgenmagazin, N24 und N-TV parallel, blätterte nebenbei in der aktuellen Süddeutschen und scrollte immer wieder die Pushmeldungen auf ihrem Handy hoch und runter. Kurz vor 7 Uhr machte sie sich auf den Weg, um vor allen anderen da zu sein – alles für den guten Eindruck. Schuhe an, Jacke drüber und los in den Arbeitsalltag.

Schnell noch ein Coffee to go und ab in die U-Bahn, in der das Smartphone einhundertprozentige Aufmerksamkeit genießt. So passiert's dann auch: Ein kleiner Rumms und schon landet ein Schluck Kaffee auf dem neuen Kleid. So ein Mist! Kann der Depp da vorne nicht richtig fahren, denkt sie, schreit es aber nicht heraus, um wenigstens noch etwas ihrer Contenance zu wahren. Egal, es zählen ja die Inhalte und nicht die Outfits. Und die kann sie liefern. Sie weiß genau, welches Thema sie vorschlagen will:

„Slow-Food, Grüntee und Yoga – Wo soll das noch hinführen?" Das ist das Thema, mit dem sie die Kollegen überzeugen will. All ihre Freunde machen sich mehr und mehr Gedanken darüber, was sie essen sollten, wie sie aussehen müssten, wann das Leben ideal ausbalanciert ist und stellen sich natürlich die Frage, ob sie dadurch glücklicher werden.

Die jungen Leute von heute haben so enorm viele Möglichkeiten, ihr Leben zu gestalten und Julia will einige Aspekte davon beleuchten. Das geht einfach jeden etwas an. Das muss überzeugen. Auch die Medien geben ihr recht: Hier ein Ratgeber, dort ein Selbstexperiment und immer wieder unzählige neue Instagram-, Facebook- und YouTube-Kanäle zum Thema „So lebst du richtig (gut)". Mal erzählt dir Dagi Bee, wie deine Haare aussehen sollen, dann berichten mutige Frauen, wie sie sich vom Bodyshaming befreiten, und nicht zu vergessen die unzähligen Foodporn-Vertreter und Kochvideos (nein, nicht um sie nachzukochen, sondern einfach nur so, um sich sattzusehen oder „Wow, guck mal wie geil!" zu rufen).

10.05 Uhr. Julia wurde ganz an den Schluss gesetzt, alle anderen haben schon Themen eingebracht. Der Redaktionsleiter muss jetzt auch weiter, gibt ihr „eine Minute, aber schnell". Wow, wie großzügig! Ok, dann mal los. Sie präsentiert ihre Idee, erzählt von den Sorgen der jungen Leute, immer gut auszusehen und niemals den neusten Hype verpassen zu dürfen, veranschaulicht, wie nah das an den Usern ist und beendet ihre Rede mit der Kampfansage: „Auf so einen Artikel warten unsere jungen Leser – also geben wir ihnen, was sie wollen." Drei Sekunden Stille. Dann hebt der Redaktionsleiter seine Augenbrauen und gleichzeitig seinen perfekt trainierten Adonis-Körper. „Das interessiert doch keine Sau. Vielleicht liest sich so was Supermutti in der Brigitte durch, aber für unsere User ist das nichts. Die lieben ihre Burger und das

Dschungelcamp und das wird auch so bleiben. So, ich muss jetzt los." Bam! Tritt in die Magengrube. Voll auf die Fresse. Da hat sich die tagelange Recherche ja richtig gelohnt.

Die Themen werden verteilt, Julia wird mal wieder über eine spektakuläre Tierrettung in den USA berichten und recherchieren, welche skurrilen Produkte Amazon so vertreibt. „Klar, mach ich gerne", hört man aus ihrem immer lächelnden Mund mit rosé-farbenem Lipgloss. Sobald die Konferenz vorüber ist, eilt Julia aufs Klo. Tür zu, Pokerface runter, Tränen raus. Klar, ich habe mal wieder etwas herumgestottert und meine Argumente nicht so klar rübergebracht, stammelt die junge Frau zu sich selbst, aber wenn mich sieben Leute gleichzeitig anglotzen und mir schon mit ihrem Blick zeigen, wie wenig Bock sie auf mich haben, bin ich halt verunsichert. Wie viel Bock sie jetzt auf einen Joint hätte. Ein bisschen Peace und Love. Wird sie hier nicht finden.

Sechs Stunden später. Die Tierrettung ist der absolute Hit auf dem Facebook-Kanal. Tausende von Fans liken, kommentieren, sharen, posten Herzchen, Daumen, Scheißhaufen und was es nicht sonst noch so gibt in der Welt der Emojis. Zufrieden ist Julia trotzdem nicht.

Ist sie dafür Journalistin geworden? Um das zu schreiben, was die Leute lesen wollen? Oder wollte sie nicht viel mehr auch darüber berichten, was die Menschen eben gerne verdrängen, über Themen, die unausgesprochen, deswegen aber nicht unwichtig sind. Vielleicht wäre es etwas anderes, wenn sie das Gefühl hätte, wertgeschätzt zu werden. Ein kleines Lob, ein kurzes „Gut gemacht" oder irgendein angemessener Ausgleich für die ganzen Überstunden. Darauf wartet Julia leider vergebens. Aber hey – dafür gibt es ja diese tollen Teamevents, gemeinsames Frühstücken, etliche Jours Fixes, Mensafreikarten, Feierabendbier-Kollegenrunden, eben diesen ganzen „Wir-sind-eine-große-Familie-Schwachsinn". Weil wir uns alle so unglaublich gernhaben, verbringen wir auch noch jede freie Minute am liebsten miteinander, um dieses starke WIR-Gefühl noch stärker zu machen.

Also wieder diese Maskenbälle, auf denen jeder so tut als ob, und eigentlich was ganz anderes meint. Und wie das auf riesengroßen Partys so ist, wird gerne mal auf das eine oder andere Aufputschmittel zurückgegriffen – mit dem entscheidenden Unterschied, dass es auf Partys dem Spaß dient, im wirklichen Leben aber dabei helfen soll, irgendwie den Alltag zu überstehen. Auch Julia greift nach so einem enttäuschenden Tag gerne mal zur Ein-Liter-Weinflasche. Oder zur Schlaftablette, wenn sie vor lauter To-Dos im Kopf nicht zur Ruhe kommt. Oder zu anderen Tabletten, wenn sie sich nicht konzentrieren kann. Zuletzt hat sie das in der Uni gemacht, als der Prüfungsdruck zu groß wurde und einfach jeder nur noch mit pharmazeutischer Unterstützung aufrecht in der Bank sitzen konnte. Einmal und nie wieder, schwor sie sich damals. Nur leider wusste sie nicht, dass das Studentenleben im Vergleich zu der tatsächlichen Arbeitswelt ein Ponyhof mit rosaroten Einhörnern gewesen ist.

So hat sich Julia ihren Berufsstart nicht vorgestellt. So hat sich Julia ihr ganzes Leben nicht vorgestellt.

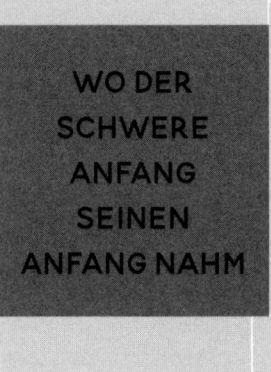

WO DER
SCHWERE
ANFANG
SEINEN
ANFANG NAHM

Deine Herkunft anzunehmen bedeutet, dich anzunehmen.
Fehler deiner Eltern zu verstehen bedeutet,
eigene Fehler zu verstehen.
Ihnen zu vergeben bedeutet, dich selbst lieben zu können.
J.G.

Georg ist kein Einzelfall. Vielleicht könntest du Georg sein, weil du dieses Gefühl der inneren Zerrissenheit kennst. Immer wieder entscheiden zu müssen, ob deine Prioritäten im privaten oder beruflichen Leben liegen. Welche Werte du in deinem Alltag umsetzen kannst, wie du arbeitest – bis zum Erfolg oder bis zur völligen Erschöpfung. Kann man das eine überhaupt noch ohne das andere erreichen?

Julias gibt es auch zuhauf. Mich zum Beispiel. Zugegeben, ich würde nie einen Coffee to go in der U-Bahn trinken, wenn ich ein neues Kleid anhätte und düse eh viel lieber mit meinem coolen, urbanen Radel durch die City. Aber den Leistungsdruck und ihre Verzweiflung kann ich eins zu eins nachempfinden. Ich habe zwar keine Pillen dagegen eingeschmissen, aber andere Ventile gesucht und zu oft geöffnet. Die einen schmeißen Pillen ein, die anderen ritzen sich, viele sitzen einfach da und sind innerlich leer oder heulen sich mit letzter Kraft die Seele aus dem Leib, ein paar reden sich penetrant ein, dass das normal sei und lassen sich von einer harten Party zur anderen in die Besinnungslosigkeit gleiten.

Auch ich hatte und habe meine Strategie, meine Achillesferse, die dann herhalten muss. Woher kommen diese ungesunden Ablenkungsmanöver, manchmal vielleicht auch Überlebensmechanismen? Oft sind es Erlebnisse aus der Vergangenheit, die unser Unterbewusstsein instrumentalisiert, ohne dass wir es merken. Ich weiß nicht, wie das bei dir ist, aber bei mir funktioniert das erschreckend gut.

Schon als ich ein kleines Mädchen war, bekam mein Unterbewusstsein einiges an Stoff, den es später in weite Fernen zu verdrängen versuchte.

Ich wusste, jetzt gibt es Ärger. Eine Zwei in Mathe war eben nur eine Zwei und nicht eine Eins. Ihm war das nicht genug. Nur das Beste war gut genug. Und eine Zwei ist eben nicht das Beste. „Deine Fehler waren unnötig. Das sind wir doch alles durchgegangen. Setz dich hin und berichtige die Arbeit", ermahnte er mich. „Kann ich davor zu Mittag essen?", traute ich mich mit knurrendem Magen zu fragen. „Zuerst kümmerst du dich um die Mathematik-Aufgaben, dann kannst du essen." So war er, mein Vater. Stets darum bemüht, das Allerbeste aus seinen Kindern herauszuholen. Essen als Belohnung. Oder: Leistung als Bedingung, essen zu dürfen.

Hätte mein Vater gewusst, welche ernsthaften Konsequenzen dieses Verhalten später einmal haben würde, hätte er sich anders verhalten. Da bin ich mir ganz sicher. Aber wie steht es sogar in der Bibel? „Vergib ihnen, denn sie wissen nicht, was sie tun."[1]

Auch er wusste es nicht, beziehungsweise wusste es damals nicht besser. Ich präsentierte ihm meine Berichtigungen. „Du hast denselben Fehler wieder gemacht! Das kann doch nicht wahr sein!", schrie er, und noch bevor ich alle Worte vernehmen konnte, machte es „Batsch". Er schlug mir so kräftig auf die Finger, dass meine Übungsblätter herunterfielen. Ich sammelte sie schnell wieder auf, konzentrierte mich darauf, den Schmerz zu ignorieren und das Heulen zu unterdrücken. Denn eines wusste ich sicher: Heulen machte es nur noch schlimmer. Mein „Entschuldigung" klang dann aber doch etwas zu weinerlich, also ließ Herr Papa den Standardsatz raus: „Jetzt hör aber auf zu heulen!" Schlucken, einfach runterschlucken, in mich hineinschlucken, kein Geräusch nach außen lassen. Meine Atmung wandelte sich in kleine schnappende Luftstöße und ich wusste, dass ich das Wimmern nicht mehr lange würde unterdrücken können. „Kann... ich... kurz... bitte... auf... die Toilette...? Dann... verbessere... ich die... Fehler." „Was jammerst du denn jetzt hier so stammelnd herum? Das ist doch kein Grund zum Heulen! Geh aufs Klo und dann komm gleich wieder! Fünf Minuten!"

Ich drehte mich langsam um, weiterhin darauf konzentriert, nicht zu heulen und ging in Richtung Tür. Jetzt musste ich nur noch schnell über unseren Hof laufen bis zum Wohnhaus, das gleich neben dem Büro meines Vaters lag. Die Nachbarn sollten schließlich nichts von meinem Zustand mitbekommen. Den Schein wahren, diesen „Heile-Welt-Bilderbuch-Familie-Schein". Zum Kotzen.

Obwohl wir wirklich mal eine Bilderbuch-Familie waren: In den ersten fünf Jahren meines Lebens war meine Mutter zu Hause, pflanzte Gemüse im Garten an und ging voll in der Rolle einer möglichst autonom lebenden, naturverbundenen Familienmama auf. Doch dann platzte diese Blase und unsere Familie zog nach Sachsen, wo mein Vater die Leitung eines Hotels übernahm. Die Expertise meiner Mutter als gelernte Hotelfachfrau war nun stärker gefragt als ihr Wunsch, weiter der eigenen Bilderbuchgeschichte zu folgen.

Deswegen war meine Mutter auch zu diesem Zeitpunkt nicht da, sondern mitten in ihrer Mittagsschicht im Hotel. Und wenn ich heute zurückdenke, habe ich leider nicht diese ersten fünf Jahre im Gedächtnis, sondern eine stets full-time und weit darüber hinaus ackernde Mama, die jeden Tag müde, aber voller Liebe und Fürsorge ihre Kinder in den Arm nahm. Ich denke nicht, dass ein klassisches Hausfrau- und Mutter-Dasein sie dauerhaft glücklich gemacht hätte, dafür hat meine Mutter viel zu viel Energie und Ideen. Wahrscheinlich wäre das Optimale wie so oft der Mittelweg gewesen. Diese Ausfahrt haben wir aber entweder verpasst oder es gab sie einfach nicht auf unserer Autobahn. So landeten wir auf der Schnellstraße, ganz links, auf der man immer Vollgas gibt. Ich ging am Carport vorbei, um die Ecke und stand vor der Haustür. Endlich. Tür auf, Tür zu. Da war sie auch schon: meine Schwester. Jetzt brach alles aus mir heraus. Ich heulte, ich schluchzte, ich triefte und ohne ein Wort wusste sie sofort, was los war. Ich verkroch mein Gesicht in ihrem Arm, hielt sie ganz fest und stammelte ein paar Worte vor mich her. „Schon gut, Jenny (so nannte mich meine Familie immer. Als ich vor einigen Jahren etwas Abstand gewinnen wollte, stellte ich mich nur noch mit „Jenifer" oder „Jeni" vor.), ich weiß schon, ist nicht so schlimm, er ist eben so."

Er ist eben so. Das klingt ganz einfach. Und deswegen bin ich eben auch so. So zu sein, wie ich bin, finde ich aber ganz und gar nicht einfach. Zehn Jahre später schloss ich meine mündliche Abiturprüfung in Mathematik mit Bestnote ab. Sollte ich meinem Vater also dankbar sein? Hatte er alles richtig gemacht? Es gibt etliche Erinnerungen an meinen Vater, aber nicht so viele positive, wie ich es mir wünschen würde. Er war häufig verärgert, zornig und aggressiv. Als Choleriker wurde er schnell laut. Eine der schlimmsten Alltagssünden war es, wenn das Essen für seinen Geschmack nicht mehr heiß genug war. Mein Vater kam oft etwas später an den Tisch, wenn er noch länger im Büro zu tun hatte. Wir Kinder mussten natürlich warten. Es war egal, ob wir das Sandmännchen verpassten oder einfach später ins Bett kamen: Wenn Herr Papa noch nicht so weit war, mussten alle anderen warten.

Saßen wir dann endlich gemeinsam am Tisch, war es nicht etwa eine ausgelassene Familienatmosphäre, bei der man sich über den Tag austauschte oder Witze machte. Nein, wenn mein Vater am Tisch saß, wurde nur sehr selten gelacht. Es gab zwei wichtige Regeln beim Essen. Nummer eins: Ellenbogen auf dem Tisch sind verboten! Nummer zwei: Hände unter dem Tisch sind auch verboten! Ich erinnere mich, dass ich einmal sehr müde war und meinen Kopf auf meiner Hand abstützte. Dafür musste mein Ellenbogen auf dem Tisch aufgestellt sein. Mein Teller war schon leer und ich wartete brav, bis alle anderen auch fertig waren, bevor ich fragte, ob ich aufstehen dürfe. Meinem Vater gefiel das nicht. Er beugte sich über den Tisch und schlug mir den Arm weg, sodass mein Ellenbogen abknickte, mein Kopf von der Hand rutschte und knallend auf der Tischplatte landete. Ich spürte den kindlichen Drang loszuheulen, aber wieder versuchte ich, mich zusammenzureißen. „Du weißt, dass ich das hasse. So verhält man sich nicht am Tisch. Setz dich ordentlich hin und warte, bis wir alle aufgegessen haben!", sagte er. Ich tat das einzig Richtige: „Entschuldigung Papa" und saß ganz still da, wie ein versteinerter gehorsamer Soldat.

„Also, Herr Girke, Ihre Kinder sind so wohlerzogen. Und diese Tischmanieren – wirklich beeindruckend, da kann ich bei meinen Rackern lange darauf warten." Solche Komplimente bekamen meine Eltern oft zu hören. Nach außen hin waren wir wohlerzogene, brave, fleißige, lächelnde Kinder – der Traum jeder Eltern. Vor allem im Hotel, das meine Eltern gemeinsam betrieben, wurden wir gerne als die Vorzeigekinder präsentiert.

Was die Leute nicht sahen, war die Angst. Ich hatte Angst vor meinem Vater. In meinen Erinnerungen an die Kindheit gibt es nur eine Situation, in der mich mein Vater fest in den Arm genommen hat, und zwar als ich mit einer Platzwunde am Kopf ins Krankenhaus musste.

Meine Mutter hatte Spätschicht im Hotel und wir drei Kinder saßen mit meinem Vater vor dem Fernseher. Er saß vor dem Sofa auf dem Boden und war ganz in das Motorradrennen vertieft, das er extra mittags aufgenommen hatte. Mir war langweilig und ich begann herumzuspielen. Irgendwann fand ich Gefallen daran, um meinen Vater herum zu laufen, ganz knapp vorbei am Wohnzimmertisch, immer wieder, Runde für Runde. Ich ahmte das Motorradgeräusch nach und hoffte, etwas Aufmerksamkeit von meinem Vater zu bekommen. Doch er war leider zu vertieft in sein Entertainmentprogramm. Die einzige Aufmerksamkeit, die ich erhielt, waren Zwischenrufe wie „Sei nicht so laut!" oder „Lauf mir nicht durchs Bild!" In einer Runde rannte ich zu scharf um die Kurve, fiel hin und knallte mit dem Hinterkopf gegen die Tischkante. Die Wunde fing sofort an zu bluten, aber ich fing nicht sofort an zu heulen. Heulen war generell tabu und anstatt meinen Schmerz zu zeigen, hatte ich Angst. Die Wunde beschäftigte mich nicht so sehr wie die Befürchtung, dass ich jetzt Ärger bekommen würde. Ich hatte Angst, dass mein Vater mich bestrafen würde, weil ich so dumm war hinzufallen und mir den Kopf aufzuschlagen. Doch die Standpauke blieb überraschenderweise aus und wir fuhren ins Krankenhaus.

Ich erinnere mich, wie wir nach der Behandlung aus dem Auto stiegen und er mich ins Haus trug. Da oben, auf seinem Arm, war ich selten. Es fühlte sich fremd und ungewohnt an. Im nächsten Moment kam meine Mutter nach Hause, die während ihrer Schicht im Hotel von dem kleinen Unfall erfahren hatte. Es dauerte keine zehn Sekunden, und ich wollte mich sofort von dem Arm meines Vaters losreißen und in die Obhut meiner Mutter flüchten. Das fühlte sich schon viel vertrauter an. Auch wenn ich mich nicht an mehr Zärtlichkeiten erinnere, heißt das nicht, dass es sie nicht gab.

Aber offensichtlich sind es die strengen Szenen, die sich in mein seelisches und körperliches Empfinden eingebrannt haben.

Ich glaube nicht, dass sich mein Vater weniger um mich sorgte, als das andere Väter mit ihren Kindern tun. Mein Vater liebte mich und tut das bis heute, wenn auch auf seine eigene Art und Weise. Während der Recherche für dieses Buch habe ich viele Kinder am Tisch beobachtet – Zurechtweisungen gab es da immer mal wieder, aber keine solchen Dramen mit Tränen und Panikattacken, wie ich sie von früher kenne.

Ich fragte mich, warum diese Erinnerungen so extrem in mir verankert sind und bat meine Mutter, ihre Sicht mit mir zu teilen. Ihre Antwort erklärte einiges: „Ich muss zugeben, dass seine Art anfangs absolut nicht negativ war. Er brachte euch schon früh gute Manieren bei, aber auf eine spielerische und liebevolle Art. Ganz ehrlich, ich war wirklich glücklich darüber, euch ohne Bedenken in ein Restaurant mitnehmen zu können, weil ich wusste, dass ihr nicht ständig laut losschreien oder herumlaufen würdet. Aber mit der Zeit veränderte sich dein Vater, unser Leben wurde komplizierter, wir hatten finanzielle Schwierigkeiten und das merkte man sehr stark an seinem Verhalten."

Offensichtlich entlud sich angestauter Frust bei meinem Vater dort, wo er wenig Widerstand zu erwarten hatte – bei seiner Familie, seinen Kindern, ab und zu auch bei den Angestellten und generell den Menschen, die ihm hierarchisch gesehen unterlegen waren. Rein psychologisch betrachtet, ist das eine völlig normale, damit meine ich menschliche, Reaktion. Wir sind machtgesteuert und richten unser Verhalten nicht selten nach den Möglichkeiten unserer Machtdemonstration aus. Das habe auch ich sehr oft in der Vergangenheit gemacht – Menschen mit Worten oder Sätzen bewusst zu verletzten, weil man ihnen „eins auswischen" will oder andere fragwürdige Motive mit sich trägt. Sind wir ganz ehrlich, so hat jeder von uns diese egoistische, auf Leid ausgerichtete, ja nennen wir es „böse" Seite in sich. Ist oder wird man sich dessen bewusst, kann man dagegen steuern und Verletzungen, Katastrophen bleiben aus.

Bei uns blieben diese Katastrophen leider nicht aus. „Irgendwann wurden diese Züge einfach sehr extrem", schilderte mir meine Mutter, „er fing an, jähzornig herumzuschreien und wurde immer ungeduldiger und cholerischer. Das Schlimmste aber war seine Unberechenbarkeit, und das war glaube ich das, was uns irgendwann Angst machte, vor allem dir, weil du nun mal die Kleinste warst." Das Problem war: Ich war noch mehr Kind als meine Geschwister, verhielt mich also auch so. Als Kleinkind reagierte ich rein nach meinen Bedürfnissen – hatte ich mir in die Hosen gemacht, heulte ich; war ich hungrig, heulte ich; wollte ich schlafen, heulte ich; dieses Heulen nervte meinen Vater zunehmend und ich verstand es noch nicht so gut wie meine Geschwister, sich an seine Anweisungen zu halten.

Ein Erlebnis hat meine Mutter noch sehr genau vor Augen: „Wenn wir im Auto saßen, durfte nichts gegessen oder getrunken werden. Du warst noch sehr klein und wolltest einen Keks, aber das ging nicht, denn es könnten ja Krümel auf den Boden fallen." Als sie mir das erzählte, musste ich bitterlich anfangen zu heulen, über zwanzig Jahre später. Doch ich fühlte in diesem Moment mit diesem kleinen Kind mit, wie es nach Versorgung fragte, aber nicht versorgt werden durfte.

Mein Vater hätte mich sicherlich nicht verhungern lassen, nur um das Auto sauber zu halten. Aber bei diesem Beispiel geht es nicht um die Sicht des Erwachsenen – der reflektieren und erklären kann –, sondern es geht um das Empfinden des Kindes. Arbeiten wir vergangene Prozesse im späteren Verlauf unseres Lebens auf, neigen wir dazu, Handlungen durch unseren Verstand zu erklären. Aus heutiger Sicht wäre es verständlich, dass man eventuell auf einen Keks verzichtet, noch zehn Minuten weiterfährt und an der nächsten Raststätte eine Pause macht. Geht man allerdings in einer solchen intellektuellen Art und Weise an ein Problem heran, das ein schutzloses, instinktiv reagierendes Kind hatte, kommt man nicht weit. Es gilt in erster Linie zu verstehen, warum das Kind damals verletzt war, warum *du* damals verletzt warst, und nicht darum, es mit deinem heutigen Wissen „wegzuerklären". Die Erläuterung und Einschätzung ist der zweite Schritt. Als Kleinkind hatte ich in dem Moment einfach nur Hunger, ich wollte etwas essen, ich wollte gesehen und versorgt werden. Und genau das ist nicht geschehen.

Kommen solche scheinbar banalen Situationen häufiger vor, verfestigt sich dieses Empfinden im Unterbewusstsein. Es machte mir sehr deutlich, warum ich in meinem späteren Leben das Thema und die Aktivität des Essens stets von Leistung, Sauberkeit und Perfektionismus abhängig machte. Es erklärt auch, warum meine Mutter ihre überfürsorgliche Art nie ganz aufgeben konnte und in anderen „Versorgungsengpässen" – auch wenn ich die ganz bewusst und ganz alleine erzwungen hatte – die damals versäumte Versorgung umso stärker nachholen wollte.

So unterschiedlich wir als Menschen sind, so verschieden zeigen wir uns auch in unseren Rollen – ob als Vater, Mutter, Tochter, Angestellter oder Chefin. Leider konnte mein Vater seine Gefühle – zumindest die, die mit Liebe und Zuneigung zu tun hatten – nie sonderlich gut zeigen. Manchmal wünsche ich mir, wir bekämen eine zweite Chance. Für eine Woche die Zeit um zwanzig Jahre zurückdrehen und es anders machen, familiärer und geborgener. Mit mehr Mitgefühl, mehr Liebe und einem offenen Herzen.

Es dauerte viele Jahre, bis ich verstand, warum mein Vater solche Probleme hatte, mir seine Liebe zu zeigen. Als Kind ist man seinen Eltern schutzlos ausgeliefert. Man trägt ihre Liebe genauso mit wie ihre Launen. Man ist abhängig von ihrer Obhut und nimmt das, was sie einem vorleben, als das einzig Wahre an. Jedes Kind hat nicht nur das Recht auf bedingungslose Liebe, sondern auch ein tiefes Bedürfnis danach. Wird das zu seiner Zeit nicht gestillt, hat das Auswirkungen auf die gesamte weitere Entwicklung. Mangelndes Selbstbewusstsein, das ständige Streben nach Anerkennung, das Gefühl, nie genug zu sein und immer besser werden zu müssen sind nur einige von vielen Nachwehen, mit denen etliche Menschen im Jugend- oder Erwachsenenalter zu kämpfen haben. Nicht immer sind Erlebnisse aus der Kindheit der Grund dafür, aber sehr oft.

Erst, wenn wir alt genug sind, um selbst reflektieren zu können, merken wir, wie sehr uns unsere Herkunft und Erziehung prägen. Auch ich kenne das Gefühl, einfach losschreien zu wollen, cholerisch auszuflippen, so wie es mein Vater gemacht hat, anstatt ruhig zu bleiben und diplomatisch in einer heiklen Situation zu vermitteln. Ich merke, dass in mir genau die Charakterzüge verankert sind, die ich so sehr fürchte und zutiefst ablehne. Vor allem aber merke ich dieses Verhalten mir selbst gegenüber – so, wie mich mein Vater behandelt hat, behandle ich mich selbst. Mich selbst anzuschreien, ist nicht so bedrohlich wie angeschrien zu werden. Sich selbst nicht zu versorgen, ist einfacher als nicht versorgt zu werden. Ich kann nichts daran ändern, wer mein Vater ist und möchte das auch nicht. Was wir aber tun können, ist uns dessen bewusst zu werden und auch diese Züge an uns anzunehmen. Erst, wenn man etwas wahrnimmt und sagen kann: „Ok, ich würde jetzt also am liebsten losschreien. Das ist ja interessant", kann man sich einen kleinen Raum der Entscheidungsfreiheit schaffen und damit die Möglichkeit, eben nicht loszuschreien, sondern entgegen dem Gefühl zu reagieren und ruhig zu bleiben.

Ich liebe meinen Vater, genau diesen einen Vater, so wie er ist und so wie er geschaffen wurde. Es hat zwar etwas gedauert, diese

Liebe zu entdecken und noch länger, um zu ihr zu stehen, aber mit all dem Wissen und der Reflexion, die ich habe, aber auch mit diesem Teil des Kindes, der immer noch in mir lebt, darf ich mich als geliebte und liebende Tochter zweier wunderbarer Elternteile bezeichnen.

Dennoch gibt es diese Momente, in denen ich verstehe, dass man selbst Jahre später den Gefühlen und Erlebnissen seiner Kindheit ausgeliefert ist und jede Erfahrung irgendwo im Körper und in der Seele gespeichert ist, so sehr man auch versucht, sie zu unterdrücken. Als ich ein Buch von Samuel Koch las, musste ich an einer Stelle plötzlich anfangen zu heulen. Samuel beschreibt, wie er eines Tages mit einer Fünf in Englisch nach Hause kam und das Heft zögerlich seinem Vater vorlegte. Der schaute sich das Prachtwerk an, aber anstatt seinen Sohn zu bestrafen, kaufte er ihm ein Jojo und schenkte es ihm. Und unterstrich damit, dass sein Sohn für ihn immer eine Eins plus ist.[2] Ich war so gerührt, dass ich mir genau diesen Vater an meiner Seite wünschte, der mich in den Arm nahm, mich tröstete, selbst dann, wenn ich einen Fehler gemacht hatte. Ich war 24 Jahre alt, saß in einem Café mitten in Berlin Kreuzberg und heulte wie ein kleines Mädchen, das seinen Papa suchte.

Vergleicht man nun diese beiden Väter miteinander, müsste man zu dem Schluss kommen, Samuels Vater ist ein guter Vater und meiner ist ein schlechter Vater. Man verurteilt meinen Vater dafür, dass er so kaltherzig war und seine Familie nicht gut behandelte. Schaut man aber weiter zurück, wird man sehen, dass er selbst eine sehr harte Kindheit gehabt hat, in der er enorm viel Schmerz, Leid, Gewalt und Ablehnung erfahren musste. Wenn ihm nie jemand gezeigt hatte, wie man sein Kind liebt, wie sollte er es dann anders machen? Wenn er selbst noch so große Wunden aus seiner eigenen Kindheit mit sich trug, wie sollte er sich dann um eigene Kinder kümmern können? Wenn er als Kind Vaterschaft stets mit Geschrei, Schlägen und Missbrauch erfahren hatte, wie sollte er dann ein liebender, verständnisvoller Vater sein?

Klar, man könnte jetzt sagen: Gerade weil er dieses Extrem erlebte, müsste sein Wunsch umso dringlicher sein, es besser zu machen. Und manche Menschen würden das vielleicht auch tun. Andere hätten ihre Kinder extra viel verwöhnt, nie angeschnauzt, niemals bestraft, geschweige denn ruppig angepackt. Doch für die meisten Menschen ist es nicht möglich, all das, was ihnen genetisch und emotional in die Wiege gelegt wurde, einfach so abzustreifen. Mir ist das auch nicht möglich, denn wie bereits geschrieben, entdecke ich dieselben Charakterzüge meines Vaters auch an mir und ich würde lügen, wenn ich behauptete, sie nie rauszulassen.

Würde mein Vater hier seine Geschichte aufschreiben, hätte man genauso viel Mitleid mit ihm, wie man es vielleicht an der einen oder anderen Stelle mit mir hat. Man würde seinen Vater verurteilen, anstatt ihn. Bis man sich den Vater seines Vaters anschaut. Und dessen Vater. Und dessen Vater. Bei jedem Schicksal wird man Gründe und Motive erkennen, warum die Menschen gehandelt haben, wie sie gehandelt haben. Und so geht das weiter und weiter. Im Zweifelsfall enden wir irgendwann beim Affen – oder bei Adam.

Ich möchte damit nichts herunterspielen, aber Verständnis schaffen für Prozesse und Geschehnisse, die wir zu schnell als faktisch schlecht und absolut unverständlich verurteilen. Das macht keinen Sinn und uns selbst treibt es lediglich in eine gefährliche Unfähigkeit, Menschen nicht mehr annehmen und lieben zu können, wenn sie Fehler in ihrem Leben begangen haben.

Als ich neun Jahre alt war, ließ sich meine Mutter von meinem Vater scheiden. Sechzehn Jahre Ehe lagen hinter ihr. Den Mann zu verlassen, mit dem sie drei Kinder gezeugt, ein Haus gebaut und gemeinsam ein Hotel geführt hat, war alles andere als einfach. Doch noch unerträglicher fühlte es sich für sie an, anzuerkennen, dass sie sich ein ganz anderes Leben, vielleicht auch einen anderen Mann gewünscht hatte. Es muss viel passieren, um den Schritt zu wagen, sich für ein Leben als alleinerziehende Mutter von zwei Teenagern und einem neunjährigen Kind zu entscheiden, ohne finanziellen Puffer, ohne ein Zuhause, ohne sonderlich gute Berufsaussichten.

Dass meine Mutter heute Marketingmanagerin eines großen Hotelressorts ist und ein bekannter Name unter Tourismus-Kollegen und es gleichzeitig schafft, ihren Kindern stets Liebe und Fürsorge entgegenzubringen, ist in meinen Augen ein Wunder. Das Wunder wird noch größer, wenn man sich vergegenwärtigt, dass aus jedem von uns etwas wirklich Gescheites geworden ist, alle Abitur gemacht haben, studieren konnten und heute als promovierter Lehrer, erfolgreiche Ärztin und Journalistin arbeiten.

Für mich fühlte sich die Scheidung damals eher wie ein „Befreiungsschlag" als ein „Schicksalsschlag" an. Immer, wenn mich Erwachsene traurig ansahen, nachdem ich den berühmten Satz „Meine Eltern sind geschieden" sagte, verstand ich gar nicht, warum sie voller Mitleid waren. „Nein, das ist schon ok. Uns geht es gut", versuchte ich als Neunjährige zu erklären. Doch das verstanden sie dann erst recht nicht. Durch unseren Hausbau war mein Vater sehr hoch verschuldet und meine Mutter hing wegen des Ehevertrags voll mit drin. Wir drei Kinder zogen mit meiner Mutter von unserem Haus in Chemnitz in eine kleine schimmelige Wohnung in einem verlassenen Dorf im rheinland-pfälzischen Hunsrück. Meine Mutter musste nun noch mehr arbeiten, um über die Runden zu kommen und war selten zu Hause. Zum Glück war meine Oma Schneiderin – sie nähte meiner Mutter Hosenanzüge und etliche Blusen, die sie im Hotel tragen konnte. Und auch unsere Kleiderschränke waren voll von Omas Kunstwerken.

Zu Mittag gab es oft Burger aus dem Gefrierschrank oder Lasagne aus dem Kühlregal. Mehr brachten wir als Teenager noch nicht zustande. Und ehrlich gesagt: Ich fand es super (welches Kind isst nicht gerne Lasagne und Burger?). Es ging nicht darum, nach Hause zu kommen und Frau Mama steht mit einem Lächeln und Kochschürze vor einem, der duftende Braten im Ofen, der Tisch gedeckt und jeder erzählt wie bei den Super-Müllers von seinem Tag. Es ging darum, nach Hause zu kommen, essen zu dürfen und zu wissen, dass man geliebt wird.

Wenn man mich nach meiner Kindheit fragt, denke ich nicht an das Geschriebene im ersten Teil dieses Kapitels. Ich denke in allererster Linie an meine Geschwister. Madeleine und Christopher, dreieinhalb und fünf Jahre älter. Oder wie wir uns immer nannten: Bohnenstange, Großfuß und Gelbzahn. Wir spielten im Bach, wir bauten Baumhäuser, wir sprangen mit dem Schlitten über Eisschanzen und aßen Sauerampfer auf den Feldern. Mein Bruder brachte mir Fahrradfahren bei und verprügelte Jungs für mich, meine Schwester zeigte mir, wie man sich die Beine rasiert und Tampons benutzt.

Wenn ich heute zurückblicke, sehe ich eine kunterbunte, meist fröhliche Kindheit, zwei wunderbare Geschwister, eine liebende, sich ständig aufopfernde Mutter und eine Zeit, die anders verlief als im Bilderbuch, mich aber letztendlich zu dem Menschen gemacht hat, der ich bin.

Und ich sehe einen Vater, der nicht mit uns oder seiner Ehefrau gekämpft hat, sondern mit sich selbst – mit seinen Erwartungen und Enttäuschungen, vor allem aber mit seinen eigenen Wunden aus der Vergangenheit. Ich sehe einen Vater, der mehr Möglichkeiten gehabt hätte, glückliche Momente zu erleben anstatt sich seinen Sorgen zu beugen. Aber ich sehe einen Vater – keinen fremden Mann, mit dem ich nichts zu tun haben möchte, sondern einen wundervollen Menschen, der viel ertragen musste und dadurch auch andere viel ertragen ließ, der aber die Chance ergriffen hat, Veränderung und Vergebung zuzulassen. Und auch uns – ihm und mir – ganz neue Türen öffnete. Eine weitere Erinnerung nämlich, die ich stets zu den schönsten meiner Jugendzeit zähle, sind die grandiosen Motorradtouren auf dem Rücksitz der Honda CBR meines Vaters. Oder mein vibrierender Hintern auf der damals noch gedrosselten Yamaha-Maschine meines gerade einmal volljährigen Bruders. Sitze ich heute auf einem Motorrad, sind es diese beiden, die jeden Meter im Herzen mitfahren und ich verspreche euch eines: Irgendwann werden wir das wiederholen – dann aber mit drei Maschinen!

Es ist erstaunlich, dass sich mein Unterbewusstsein an so viel Schönes erinnert und das Positive mit ganz viel Dankbarkeit in den Vordergrund rückt. Ich will keinen Tag dieser Kindheit missen, auch keinen negativen, denn sonst würde ich sicherlich auch nicht dieses Buch schreiben.

Zunächst distanzierte ich mich jahrelang von meinem Vater. Auf die Frage, wer mein Vater sei, antwortete ich immer: „Ich habe keinen Kontakt zu ihm, und das ist auch gut so." Aber irgendwann spürte ich den Drang, Frieden zu schließen. Nicht vordergründig mit ihm, sondern mit mir, mit dem Kind in mir, das immer noch heulte, wenn es an ihn dachte. Ich wollte diese Rolle endlich ablegen.

Obwohl wir die Zeit nicht zurückdrehen konnten, bekamen mein Vater und ich eine zweite Chance. Denn die Sache mit zweiten Chancen ist die: Man muss sie einfach geben! Sich selbst und denjenigen, denen man noch vergeben möchte. Ich wollte vergeben – nicht um meines Vaters willen, sondern weil ich negative Gefühle wie Zorn oder Wut nicht länger als notwendig in mir tragen wollte. Auch mein Vater arbeitete sehr hart an sich.

Sechzehn Jahre später saßen wir als zwei erwachsene Menschen in einem vietnamesischen Restaurant in Berlin Neukölln und dieser sonst so strenge Mann heulte. Gerührt und voller Demut erzählte mir mein Vater, welche Erlebnisse er in seiner eigenen Kindheit hatte und warum es ihm so schwer fiel, mir seine Liebe zu zeigen. Er entschuldigte sich und sagte sehr oft, wie sehr er mich lieb habe und sich eine Beziehung zu mir wünsche. Von diesem Tag an sind wir auf einem neuen Weg – es sind kleine Schritte, die uns einander näherbringen. Manchmal gehe ich einen Schritt zurück, manchmal wieder zwei auf ihn zu. Seine Erlebnisse rechtfertigen nicht sein Handeln als Vater und meine kindlichen Wunden sind immer noch da. Dennoch hilft es mir, ihn zu verstehen und damit auch zu verstehen, dass es nicht meine Schuld war und es nicht an mir lag, dass er mich als Kind so kühl behandelte.

Leider passierte sehr viel in diesen sechzehn Jahren, was mir hätte erspart bleiben können, wenn diese Kindheitswunden nicht gewesen wären. Oder wenn ich früher den Mut gehabt hätte, aufzuhören, Rollen zu spielen, die mir auferlegt wurden – zuerst von meinem Vater, dann von meiner alleinerziehenden Mutter, später von Jungs und Freundinnen, noch später von Männern und Massenmedien.

All das „Hätte-Wäre-Könnte-Denken" bringt hier aber nichts. Vergebung ist ein Prozess, der sehr lange dauern kann und jedes Mal wieder einiges an Geduld, Akzeptanz, Verständnis und Reflexion abverlangt. Manchmal fühlt es sich an, als müsse man jeden Morgen von Neuem beginnen, fast so wie bei „Und täglich grüßt das Murmeltier". Je mehr man die Vergebung will, desto schwieriger wird es, sie zu finden. Erst, wenn man alle Umstände und das, was diese Umstände mit einem selbst gemacht haben, annehmen kann, ohne sie ändern oder ungeschehen machen zu wollen, schafft man Platz für Vergebung und Loslassen. Das Geheimnis daran: Kommt man an diesen Punkt, setzen sich Veränderungen fast wie von selbst in Gang und plötzlich ist man auf dem Weg – zu sich selbst und seiner wahren Identität.

ROLLENSPIEL

Hast du schon einmal versucht, dir ein eigenes Kleid
zu schneidern? Plötzlich erscheint es viel einfacher,
ein fertiges zu kaufen. Genauso ist das mit Apfelkuchen oder
Sahnetorte. Selbst gemacht schmeckt zwar besser und ist
einzigartig, es kostet aber sehr viel Zeit und Geduld.

Ganz ähnlich ist es mit unserem Leben. Anstatt selbst
herauszufinden, wer wir eigentlich sind, hören wir nur
zu gerne auf andere, die es uns vorsagen wollen,
es besser wissen, es ja nur gut mit uns meinen.
Aber selbst gemacht ist eben doch besser!

J.G.

Wir sind sehr schnell darin, anderen Menschen bestimmte Muster und Rollen zuzuordnen. Wie diese Muster und Rollen aussehen, hängt vor allem von unserem eigenen Befinden ab. Wir wollen unser Umfeld davon überzeugen, dass unser Rollenspiel das einzig richtige ist und nehmen ihm damit die Chance, selbst herauszufinden, wie die verschiedenen Akteure ticken. Sind wir verletzt, dann finden wir einen Schuldigen dafür und warnen andere vor ihm. Bricht uns jemand das Herz, ist er tabu, ein riesengroßes Arschloch, das von dem gesamten Freundeskreis ignoriert und geächtet wird.

Als Kind habe ich schnell gelernt, die „richtige" Rolle zu spielen. Die Rolle des wohlerzogenen, nie heulenden, stets glücklichen Kindes. Nach der Scheidung spielte ich die Hauptrolle in „Ist nicht so schlimm, wir bekommen das hin". Von heute auf morgen mussten wir funktionieren. Wir hätten es uns nicht leisten können, schlechte Noten zu schreiben, Ärger zu machen oder irgendwie anders kompliziert zu sein. Unser Alltag funktionierte nur, wenn jeder seine Rolle spielte. Und meine Mutter hatte die schwierigste Rolle, denn keine Mutter lässt ihre Kinder gerne alleine zu Hause und geht arbeiten anstatt ihnen bei den Hausaufgaben zu helfen, sich ihre Teenie-Probleme anzuhören oder gemeinsam shoppen zu gehen.

Das Hotelbusiness ist zudem extrem familienunfreundlich, doch noch mehr „alleinerziehende-Mutter-unfreundlich". An Weihnachten aber war es anders, da waren wir dran. An Heiligabend gehörte unsere Mutter uns. Wir schmückten den Tannenbaum, stellten Opas selbst geschnitzte Krippe auf, sahen unsere Schwibbögen im Fenster leuchten und hörten unsere Lieblingsweihnachtskassette. Oh Mann, wie gerne würde ich nur dafür noch einmal Kind sein, um den 24. Dezember mit meiner Familie und „Vater Martins" tiefer Stimme „Kinder, Kinder" zu erleben. Doch die anderen Feiertage, genauso wie Silvester oder auch Schulferien verbrachte ich meistens nicht zu Hause, sondern bei oder mit Freunden. Meine Mutter war heilfroh, wenn sie wusste, dass sich eine nette Familie um mich kümmerte, ich etwas zu essen bekam und auch noch eine Spielkameradin an meiner Seite hatte.

Die meiste Zeit war ich bei meiner Freundin Lara, oder wie ich sie immer nannte, Larifarimogelzahn (bis heute weiß ich nicht, warum das ihr Spitzname war). Wie oft saßen wir auf ihrem Sofa, schauten uns Serien an oder spielten Sims am Computer und aßen Nutella-Toast. Nicht irgendein Nutella-Toast, sondern so einen, den man frisch aus dem Sandwich-Maker nimmt, sodass die Schokolade leicht flüssig am Rand entlangläuft. Himmlisch. Genauso gut waren die Kuchen von Laras Mutter und die kleinen Schokohörnchen, die wir immer nach dem Bauchtanzunterricht im Auto essen durften. Ich kannte von zu Hause weder Sandwich-Maker noch Computerspiele, geschweige denn Soda Stream mit abgefahrenen Geschmacksrichtungen wie Waldmeister oder Brausehimbeere.

Nur wenige Jahre später sollte das zwar alles ganz anders sein und ich bezweifle, dass ich jemals wieder so unbeschwert Nutella-Toast essen werde, doch in dieser Zeit liebte ich es, bei Lara zu sein. Ja, wir rauchten sogar Papierzigaretten an ihrem Fenster und fühlten uns so cool dabei.

Manchmal jedoch merkte ich auch, dass es mich traurig machte, Teil eines solchen Familienlebens zu sein, ohne wirklich dazuzugehören. Bei uns zu Hause wurde nie über die Scheidung gesprochen, auch nicht darüber, wie es uns Kindern damit erging. Zumindest hat mich das nie jemand gefragt – nicht meine Mutter, nicht mein Vater und auch kein Therapeut.

Meine Oma erzählte mir damals eine Geschichte, die mir verständlich machen sollte, warum sich meine Mutter scheiden lassen möchte. Mit ihrer liebevollen Erzählstimme sagte sie zu mir: „Meine Jennymaus, stell dir einmal vor, deine Mama hat ein wunderschönes Glashaus am Fuße eines Berges. Oben auf dem Berg steht dein Papa mit einem großen, runden Stein. Dieser Stein fängt plötzlich an, auf das Glashaus zuzurollen und es zu überrollen, bis nur noch Einzelteile übrig sind. Doch deine Mama sammelt alles wieder auf und klebt es zusammen. Dann kommt der Stein ein zweites Mal auf das Haus zugerollt und es zerspringt in noch kleinere Einzelteile. Auch dieses Mal schafft es deine Mama, alles wieder zusammenzuflicken. Doch irgendwann sind die Teilchen so klein, dass deine Mama sie nicht mehr alle auffinden und das Haus nicht mehr aufbauen kann."

Damals hat mir diese Darstellung geholfen zu verstehen, warum meine Mutter sich trennen musste. Heute weiß ich, dass darin sehr viel Schmerz von meiner Mutter und auch meiner Großmutter steckte. Ein Schmerz, den man nur zu gut nachempfinden kann. Wie schrecklich muss es für eine Mutter sein zuzusehen, wie unglücklich die eigene Tochter ist und wie verzweifelt sie versucht, ihre Kinder zu beschützen.

Mit dieser Geschichte wurde mein Vater in eine Rolle gesteckt, die ich unweigerlich annahm. Der böse Steinmensch, der das schöne Glashaus zerstörte. Spätestens im jungen Erwachsenenalter hätte ich mir eine Fortsetzung der Geschichte gewünscht: Warum lässt er den Stein hinunterrollen? Wieso hält er ihn nicht auf? Steht er ganz alleine da oben auf dem Berg oder wird er vielleicht von jemandem oder etwas dazu gedrängt? Was sagt er denn selbst dazu?

Ich hatte keine Chance, die Scheidung meiner Eltern als etwas Positives, zumindest etwas Neutrales anzunehmen, weil alle Akteure darin entweder eine Täter- oder eine Opfer-Rolle spielten. Das beherrschte mein gesamtes Familienbild und spiegelte sich auch in meinem späteren Selbstbild wider.

Leider verpassen wir mit dieser rigiden Zuordnung in Täter und Opfer die Chance, hinter diese Rollen zu blicken und ihre Motive zu verstehen. Keine Frage, es benötigt sehr viel Vertrauen und Selbstlosigkeit zu sagen: „Ok, dieser Mensch hat mich zwar wahnsinnig verletzt, aber ich ermutige dich dazu, ihn trotzdem erst einmal kennenzulernen, dir eine eigene Meinung zu bilden, bevor du einfach meine Meinung über ihn übernimmst."

Also mal ganz ehrlich, so reagiert doch niemand. Wir wollen Bestätigung und Beistand, eine Packung Ben & Jerry's Icecream und eine Schulter zum Anlehnen und Ausheulen, die immer wieder sagt: „Mann, ist das ein Idiot! Der hat dich gar nicht verdient!"

Noch schwieriger wird es, wenn man sich eigenen Verfehlungen widmet. Habe ich vielleicht auch nicht alles richtig gemacht? Trage ich auch einen Teil der Verantwortung dafür, dass es so weit gekommen ist? Hätte ich an der einen oder anderen Stelle anders reagieren können, reagieren sollen?

Die Welt in Opfer und Täter einzuteilen, macht genauso wenig Sinn, wie in Schwarz und Weiß oder Gut und Böse. Beziehungen sind komplex, Menschen sind komplex und es erfordert sehr viel Empathie, sich dieser Komplexität bewusst zu werden. Eine Empathie, die nicht einfach da ist, sondern die man trainieren muss, jedes Mal wieder. Denn die Wahrheit ist: Eine Rolle zu spielen ist einfacher als keine Rolle anzunehmen – weder bei sich noch bei anderen. Sich mit Beziehung und Handlungsmotiven von Mitmenschen auseinanderzusetzen ist viel mühseliger als einfach nach seinen eigenen Gefühlen zu handeln und zu urteilen. „Wenn ich mich wegen dir schlecht fühle, kannst du nicht gut sein", kann schnell der Tenor sein. Das klingt logisch, ist aber zu simpel.

Leider erlaubt uns unser vollgestopfter Alltag nicht, dem Menschen wirklich die Aufmerksamkeit zu schenken, die er verdient. Jedem einzelnen, der unseren Weg kreuzt. Das würde sehr viel Zeit in Anspruch nehmen. Zeit, die wir nicht haben. Oder besser: die wir uns nicht nehmen. Zeit, in der wir arbeiten, Karriere machen oder abnehmen müssen. Zeit, in der wir uns viel lieber mit uns selbst beschäftigen und damit, unsere eigene Rolle noch besser einzustudieren. Du kennst das vielleicht: Man beginnt einen neuen Job oder meldet sich im Fitnessstudio an oder hat die Idee, eine Kirchengemeinde zu besuchen – egal wo, irgendwie ist man Teil einer neuen Gemeinschaft und trifft auf einige neue Menschen. Erst nach und nach lernt man sich besser kennen und anfängliche Vermutungen wie „Die ist sicherlich die Geliebte vom Chef" oder „Der hat auch nichts anderes als seinen blöden BMW im Kopf" oder „Typisch Hipster – Bart, Karohemd und seine Brille hat bestimmt keine Sehstärke" erweisen sich als völlig falsch (okay, die Hipster-Vermutung ist zumindest in Berlin Kreuzberg oft goldrichtig).

Doch was ist mit Menschen, die schon länger ein Teil unseres Lebens sind? Familie, Partner, Freunde, enge Vertraute? Welche Rollen haben wir ihnen – vermutlich jahrelang – zugeschrieben, ohne sie wirklich zu hinterfragen? Oder zu überprüfen, ob sie sich geändert haben? Welche Rolle spielen wir immer wieder, sobald wir in ihrer Gegenwart sind? Wollen wir diese Rollen überhaupt spielen? Entspricht das wirklich unserem Ich, unserem Charakter, oder tun wir es nur, um Erwartungen zu erfüllen?

Dasselbe gilt für den Job oder die Ausbildung: Lasse ich mich immer wieder in die Rolle der Schwachen, der „Mit-der-kann-man-es-ja-machen", stecken oder traue ich mich, meine Persönlichkeit zu demonstrieren. Sich gegen die Rollen zu stellen, die andere einem auferlegen wollen, kann enorm hart sein. Schließlich kommt es nicht sonderlich gut, wenn man immer wieder zu Kollegen oder Vorgesetzten rennt und sagt: „Ich bin aber nicht so. Ich kann mehr. Wirklich! Glauben Sie mir doch!" Auch komisch wäre es, wenn man bei jedem Familienfest aufschreckt und ruft: „Jetzt hört doch mal auf damit. Ich bin nicht mehr das kleine süße Mädchen, das man an den Ohren ziehen und deren Wangen man rotrubbeln kann."

Der einzige glaubwürdige Weg ist, glaubwürdig zu sein und glaubwürdig ist man dann, wenn man selbst daran glaubt. Oder noch philosophischer: Wenn man glaubt, dem Glauben anderer würdig zu sein. Wenn man an sich selbst glaubt und weiß, dass man keine Rolle nötig hat, kein Theater spielen muss, sondern eine eigenständige Figur ist, die sich in keine Maßstäbe pressen lässt.

Doch wie soll das funktionieren, wenn wir in einer Gesellschaft leben, die alles und jeden misst, bewertet und einordnet? Wir können ja nicht alle auswandern, Yogis werden oder bei „Goodbye Deutschland" mitmachen.

DEADLINES UND ANDERE TODESLINIEN

Was macht ein Marathon-Läufer, nachdem er über die Ziellinie gelaufen ist? Abbremsen, anhalten und jubeln oder beschleunigen, weiterlaufen und noch mehr Ziellinien suchen?

J.G.

Oh Mann, das hat gutgetan. Jetzt bin ich so richtig k.o. und erschöpft, also körperlich. Seelisch bin ich wieder etwas aufgefüllt nach diesem erbarmungslosen Arbeitstag. Tanzen ist einfach die beste Medizin gegen schlechte Laune. Echt krass, wie fertig mich manchmal so ein „ganz normaler" Tag macht.

Mir macht es ja Spaß, wirklich, ich liebe es, guten Geschichten hinterherzurennen und das Gefühl, wenn mein Artikel endlich fertig ist und ich ihn selbst online sehe – das ist echt der Hammer, jedes Mal wieder. Ganz zu schweigen von dem Feedback der Leser – es ist eine Ehre, wenn jemand zu mir kommt und sagt: „Hey, ich habe da einen echt interessanten Artikel von dir gelesen." Oder wenn einer der Protagonisten mich wissen lässt: „Du hast mich echt gut beschrieben. Das hätte ich selbst niemals so hinbekommen." Balsam für meine Journalisten-Seele.

Aber wieso muss man es mir denn auf dem Weg dahin immer wieder so schwer machen? Warum tun alle so, als ob die Welt nur noch aus Klickzahlen und Facebook-Reactions besteht? Und seit wann helfen sich Kollegen nicht mehr untereinander? Jeder ist nur noch auf sein eigenes Projekt, seine eigene To-do-Liste konzentriert und will immer mehr Lorbeeren ernten, bis sein Mund ganz verschmiert ist und er Bauchschmerzen bekommt. Und dabei hatte ich doch nur eine Frage gestellt, eine kleine Frage, weil ich einfach nicht mehr wusste, wo diese doofe Foto-Funktion im Redaktionssystem zu finden ist. Trotzdem schnauzt mich dieser Florian so krass an, als ob ich gerade seine Mutter beleidigt hätte. „Das musst du doch wissen. Wie lange arbeitest du schon hier?" Echt ey, was soll das denn? Der hört sich schon fast an wie mein Vater früher: „Jenifer, das sind wir doch alles schon durchgegangen." Ich hab seine Schimpftiraden noch genau im Ohr. Ich traue mich sowieso kaum noch, etwas zu fragen oder meine Meinung zu äußern, wenn es nicht konkret verlangt wird. Das nennt man dann kollegiales Arbeiten? Und immer dieser Hype um Zahlen. Geht es überhaupt noch um die Geschichten, um die Menschen dahinter oder nur noch darum, wie gut sie sich verkaufen lassen?

Der Mensch als Ware – und ich dachte Menschenhandel gäbe es nur in Entwicklungsländern. Ich würde so gerne mehr spannende Protagonisten porträtieren, Lebensgeschichten aufschreiben, Menschen eine Stimme geben – aber klar, das klickt natürlich nicht so gut, wie die zwei Kätzchen, die vom tapferen Feuerwehrmann vor dem heranrasenden Güterzug gerettet werden (Feuerwehrmänner und süße Tiere ziehen immer!!). Natürlich muss man schwarze Zahlen schreiben, aber wenn ich noch einmal höre, dass wir „gewinnbringend produzieren" müssen, zieh ich mir einen Blaumann an und schreib auf meine Stirn „better than a machine". Ich produziere doch nicht. Ich schreibe doch nicht meine Artikel, um messbare Erfolge zu erschaffen, sondern in erster Linie, um Menschen zu erreichen und aufzuklären, zu informieren, zu berichten. Natürlich gehört dazu auch Erfolg, schließlich ist Erfolg auch eine Bestätigung dafür, dass man seine Sache gut macht und Artikel bringen nichts, wenn sie niemand liest, aber muss dieser Erfolg denn alles bestimmen?

Wohin führt es, wenn wir nur noch das tun, von dem wir ganz genau wissen, dass es Erfolg bringt? Alles andere, selbst wenn es uns Spaß – oder sogar glücklich – macht, lassen wir sein. So eine Welt stelle ich mir fürchterlich vor; fürchterlich langweilig, trist und mit ganz vielen Griesgramen, die ganz tiefe Stirnfalten haben und deren Mundwinkel nur eine Richtung kennen: nach unten. Selbst wenn sie auf ihrer trittfesten Erfolgsleiter immer weiter nach oben steigen. Blöd nur, wenn sie nicht mehr vorankommen, weil jeder da oben abhängt und sich gegenseitig im Weg steht. Das nennt man dann wohl Luxusproblem.

Ich habe mehr und mehr das Gefühl, die Gier nach Erfolg bestimmt nicht nur alles, sondern auch jeden. Und dieser jede bestimmt dann nämlich auch mich. Wenn man gar kein Limit mehr kennt und kein Ergebnis gut genug ist, kann man doch nur noch wahnsinnig werden. Interessantes Wort. Wahn und Sinn. Wenn die Sinne nur noch einem Wahn unterliegen. Dem Wahn, immer besser zu werden, immer erfolgreicher. Alles und jeden dafür einzusetzen, seine Ziele zu erreichen, ach was, zu übertreffen, denn auch Ziele können nicht hoch genug angesetzt werden.

Oder das Wort Deadline. Hallo?! Hat das schon einmal jemand wörtlich übersetzt? Dann heißt das nämlich „Todeslinie". Wenn du deine Arbeit nicht bis dato fertig gestellt hast, die Powerpoint-Präsentation nicht vorzeigbar ist, das Konzept nicht vorliegt, der Artikel nicht abgeliefert ist, dann … dann was? Erwartet dich die Guillotine? Der Galgen? Das Fegefeuer? Wenn es nicht so ernst wäre, könnte ich schon fast darüber lachen. Aber zum Lachen ist mir eigentlich nicht mehr zumute. Und wenn ich mir ansehe, wie oft sich Leute krankschreiben lassen (müssen) oder ausfallen oder einfach ganz offensichtlich so richtig fertig aussehen, bezweifle ich, dass das überhaupt jemand so geil findet, wie es sich die Lorbeer-Fresser in den Chefetagen gerne einreden.

Selbst wenn meine Geschichten gut sind, sie aber nur durchschnittlich geklickt werden, habe ich Angst. Nicht etwa Angst, einen Anschiss zu kassieren oder böse Blicke abzubekommen (die gibt es auch so). Nein, damit könnte man ja umgehen. Ich habe Panik, gefeuert zu werden. Was heißt gefeuert … einen festen Vertrag habe ich ja eh nicht. Angst, nicht mehr gebucht zu werden, nicht mehr gefragt zu sein, nicht mehr in Erwägung gezogen zu werden, heimlich, still und leise aus dem Verteiler der freien Mitarbeiter gelöscht zu werden.

In meiner Anfangszeit als freie Journalistin führte das so weit, dass ich etliche Male bis spät in die Nacht immer wieder meine E-Mails abrief und hoffte, dass da keine „Kündigung" im Posteingang liegt. Seitdem mir eine Kollegin erzählt hatte, dass ihr Ex-Kollege echt per Mail rausgeschmissen wurde, sah ich in jedem Blick, jedem Tippen auf irgendwelchen Tastaturen das Potenzial, dass gerade ein „Bye Bye"-Brief an mich rausging. Irgendwann dachte ich mir: Das kann doch nicht wahr sein. Ich bin sicher nie diejenige mit dem größten Selbstbewusstsein gewesen und ich habe seit meiner Kindheit Probleme, mich gegenüber Autoritätspersonen zu profilieren, aber so erbärmlich bin ich nun auch wieder nicht drauf. Ich hatte derartige Versagensängste, dass ich nachts um zwei Uhr mein E-Mail-Postfach checkte, um mich davon zu überzeugen, dass ich am nächsten Tag noch was zu tun habe. Sorry, aber da läuft irgendwas gewaltig schief in unserer Arbeitskultur.

Ich verstehe nicht, was man sich davon erhofft, immer mehr Druck aufzubauen und Schreibtischstühle mit imaginären Hamsterrädern zu ersetzen, um ja niemals stillzustehen. Jeder, der da sitzt, hat was drauf und zwar richtig viel. Wir sind doch nicht mehr in der Schule, im pubertierenden „Ich-hab-aber-kein-Bock–zu-lernen-Alter", wenn man noch zu Leistung angespornt werden muss. Mir ist total bewusst, dass mein Job kein Zuckerschlecken ist, dass vor allem die Medienbranche einer wahnsinnigen (da haben wir das Wort wieder) Konkurrenz ausgesetzt ist und jedes Blatt, jeder Konzern, jeder Schreiberling sich von all den anderen abheben muss. Da geht es um Schnelligkeit, gleichzeitig um Genauigkeit, Glaubwürdigkeit und letztendlich um die zündende Zeilenidee.

Die Menschen werden auf der Straße, im Internet, in der Zeitung oder durch Apps derart zugeballert, dass man sie immer schwerer erreicht. Genauso ist das auch in anderen Branchen: Es geht immer um Innovation, Qualität, beste Angebote und exzellenten Service. Und vor allem darum, besser zu sein als all die anderen. Ok, das haben wir verstanden, sogar ich checke es. Was ich nicht kapiere, ist, dass unsere Arbeitskultur diesen äußeren Druck auch nach innen weitergibt. Ein Konzern steht unter Druck, der Chef steht unter Druck, und er leitet es an sein Team weiter. Von ganz oben bis in die letzte Fuge nach unten, sodass auch jeder – vom Manager über Assistent bis hin zum Lehrling – Tag für Tag erleben muss, wie Anspannung, daraus resultierende Unfreundlichkeit und Egoismus ein Kollegium völlig verfremden kann. Sollte man sich bei großen (oder auch kleinen) Herausforderungen nicht erst recht die Hände reichen, sich motivieren und gemeinsam vorangehen? Wie gut würde es diesen überarbeiteten „Männchenmachern" mal tun, sich an längst verdrängte Werte wie Menschlichkeit und Nächstenliebe zu erinnern.

Wenn ich mich in meinem Freundes- und Bekanntenkreis umhöre, gibt es kaum noch Vorgesetzte, die es für sinnvoll erachten, mit ihrem Angestellten mal einen ruhigen Kaffee zu trinken, anstatt ihn zwei Stunden länger arbeiten zu lassen. Oder ihn zu fragen, wie es ihm geht, wenn man sich zufällig auf der Toilette oder in der Cafeteria trifft. Oder einfach „Gesundheit" zu sagen, wenn jemand niest. Alles Zeitverschwendung, völlig unnötig und verlorene Arbeitszeit. Zeit ist schließlich Geld. Und Geld ist doch der Grund, warum wir überhaupt leben. Oder etwa nicht? Unsere

Arbeitswelt besteht dadurch nicht mehr aus Beziehungen und interaktivem, gemeinsamem Schaffen. Wie sollen denn Beziehungen zwischen Kollegen entstehen, wenn jeder nur noch damit beschäftigt ist, in seinem eigenen Workflow nicht abzusaufen. Und wie soll eine gesunde Beziehung zu Vorgesetzten entstehen, wenn der Chef nur noch seine Hand ausstreckt, um nach dem nächsten Ergebnis zu greifen und nicht, um die Hand seines Mitarbeiters zu drücken, die andere Hand darüber zu legen und mit einem Lächeln zu sagen: „Gut gemacht".

So ist es auch verständlich, dass immer mehr Arbeitnehmer zuerst zum Arzt laufen, um sich krankschreiben zu lassen und den Zettel dann unbemerkt im Sekretariat abgeben, anstatt dem Chef zu schildern, dass – geschweige denn warum – es ihnen nicht gut geht. Es kann Diarrhö, eine Blasenentzündung oder ein gebrochener Arm sein, aber oft ist es auch einfach nur Erschöpfung. Müdigkeit. Schwachsein. Nicht-mehr-Weiterkönnen. Pause brauchen.

Diese Symptome äußern sich in physischem Leiden – das nennt man dann Psychosomatik – häufig in Magenproblemen, Sodbrennen, Herz-Kreislaufproblemen, Muskelzucken und vielen anderen Beschwerden. Die Ursache ist und bleibt bei vielen Patienten Stress, ausgelöst durch immensen Leistungsdruck. Zum Arzt gehen allerdings nur die mit einem festen Arbeitsvertrag – Freie, Halbfreie, feste Freie, Vogelfreie, und was sich der Arbeitsmarkt nicht noch so alles ausdenkt, um Arbeitgebern Steuerzahlungen und Kündigungsfristen zu ersparen, überlegen es sich dreimal, ob sie zu Hause bleiben. Nicht arbeiten gehen heißt, kein Geld verdienen. Nicht arbeiten gehen können, heißt auch kein Geld verdienen – ergo: Man geht trotzdem, auch mit dickem Hals, humpelndem Bein oder eben einem ausgebrannten Gehirn.

In meiner Zeit als Berufsanfängerin habe ich mich manchmal gefragt, ob ich auch schon dazugehöre. Ob ich etwas ändern sollte, ändern müsste oder ob das jetzt eben einfach noch so ist und irgendwann anders wird. Manchmal fragte ich mich auch, wie es wäre, wenn ich wirklich nur noch das machen würde, was ich möchte und alles andere einfach sein ließe. Und dann fragte ich mich: Hast du sie noch alle? An die Träume denken, die im Herzen und nicht im Kopf gemacht werden, mich an Werte erinnern, die glücklich, wenn auch nicht reich machen, über Wege nachdenken, deren Ziel ich noch nicht kenne, weil ich sie einfach gerne gehen würde, um sie zu gehen und nicht, um etwas zu erreichen – all das schien in dieser Leistungsblase nicht möglich, unnötige Gefühlsduselei, ein Wunschdenken-Luxus, den ich mir nicht leisten durfte.

Und zurück im Heute denke ich: Boah, jetzt noch kochen. Das dauert immer so ewig. So schön das Tanzen und Ausspannen auch ist, aber nach den Kursen wird es immer so spät. Schade, dass ich Fastfood nicht runterkriege. An solchen Tagen wünschte ich mir, wie alle anderen einfach beim Dönerladen anhalten und Hunger in Sättigung wandeln zu können. Einfach, fertig, aus. Aber das wäre dann ja nicht gesund. Oder irgendwo beim Asiaten was to go mitnehmen. Aber das wäre dann ja nicht mehr heiß, nicht mehr frisch, bis ich zu Hause endlich soweit bin. Und wenn ich zu Hause losschreie wie mein Vater, dass das Essen nicht mehr heiß ist, hört mich auch niemand außer mir selbst. Ich bekomme es dann wieder ab – damals wie heute.

Na gut, also ab an den Herd, das Gemüse und der Couscous warten. Vielleicht streu ich mir noch etwas Fetakäse drüber. Zum Glück kann ich gut kochen und mein Essen schmeckt mir. Ich weiß ja, dass ich es brauche. Vor allem das Abendessen, bei dem ich ungestört eine gute Portion essen kann. Wenn es nur nicht immer so perfekt sein müsste und so lange dauern würde. Manchmal macht es mich wahnsinnig. Obwohl das Essen frisch vom Herd kommt, stelle ich es doch nochmal in die Mikrowelle, damit der Teller auch wirklich dampft, wenn er auf dem Tisch steht. Einfach um sicher zu gehen, dass es heiß ist. Spätestens, wenn ich die nächste Brandblase am Gaumen habe, weiß ich, dass es heiß genug war. Wie dämlich kann man eigentlich sein? Oder eben hilflos.

Hoffentlich esse ich nicht wieder erst um Mitternacht und renne davor fünfmal aufs Klo – nicht, um mich zu übergeben, sondern einfach nur so, vielleicht muss ich ja doch noch mal pinkeln. So wie gestern. Und vorgestern. Na ja, das ist immer noch besser als gar nichts zu essen.

ALLTAGSZWÄNGE – ODER:
DIESE STIMME IN
MEINEM KOPF

Es ist nur ein Gedanke. Ein paar Worte in meinem Kopf.
Nichts Bedrohliches. Doch ich mache mich zu seinem Sklaven.
Immer wieder. Er hat mich voll im Griff.
J.G.

Der Wecker klingelt um 6 Uhr. Mit diesem Gefühl, als wäre es noch mitten in der Nacht, quäle ich mich aus dem Bett. Im Halbschlaf ziehe ich mein Nachthemd aus und suche meine Laufhose. Schnell die Zähne geputzt, Kontaktlinsen rein, Haare zusammengebunden, ein Schluck Wasser getrunken und raus geht's. Es ist kalt, bitterkalt. Egal. Wird schon gleich wärmer, wenn ich etwas gelaufen bin. Die Stadt schläft noch, ein paar Enten schwimmen auf dem Spreekanal am Maybachufer. Fast schon friedlich. Meine Beine sind müde, eigentlich zu müde zum Laufen, aber ich tue es trotzdem. Das tut mir gut, sage ich mir immer. Komisch, dass es sich nicht immer gut anfühlt. Aber es gibt mir doch zumindest etwas Abstand, eine Verschnaufpause, bevor es in den Arbeitsalltag geht. Nach 25 Minuten bin ich zurück. Noch Stretch-Übungen vor der Tür, Dehnungen und ein paar Sprünge.

So, genug jetzt.

Nein, mach weiter. Das ist noch nicht genug, drängt mich meine nie schweigende innere Stimme.

Ok, noch eine Übung.

Noch zwei. Oder drei. Am besten vier.

Ich muss aber nach oben, sonst wird es zu knapp zum Frühstücken.

Frühstücken ist nicht so wichtig wie die Übungen. Komm, noch eine. Das war noch nicht gut genug. Stretch dich mehr, spring höher. Jetzt aber.

Nein, weiter, weiter, noch mehr. Komm schon, dann schmeckt das Frühstück auch gleich viel besser.

Die ersten Leute auf der Straße gucken schon. Mütter, die ihre Kinder in den Kindergarten bringen, der sich gleich im Haus nebenan befindet, verziehen das Gesicht – eine Mischung aus Ablehnung, Mitleid und Neid. Ich tue so, als würde ich es nicht sehen. Denn in dem Moment ist diese Stimme in meinem Kopf stärker. Sie bestimmt mich. Ich muss ihr folgen.

Nachdem ich mich umgezogen und geschminkt habe, stehe ich in der Küche, schmiere meine Pausenbrote und schneide mir Gemüse zurecht. Das ist günstiger, als sich immer wieder etwas zu kaufen oder essen zu gehen und es fällt mir leichter. Wenigstens eine Entscheidung weniger am Tag. Als das Frühstück endlich auf dem Tisch steht, esse ich trotzdem noch nicht.

Jetzt kommt ein wichtiger Teil des Morgenrituals. Ich hole die Losungen raus und lese ermutigende Worte – von einem Gott, der mich sieht, kennt und trotzdem liebt. „Mein geliebtes Kind, komm zu mir, wenn du dich gestresst und überfordert fühlst." Das hört sich schön an. Ohne es kontrollieren zu können, steigen Tränen in meine Augen. Endlich sieht mich mal jemand. Ja, ich bin gestresst und ja, ich fühle mich überfordert. Ich habe keine Ruhe in mir und sehne mich nach Entspannung, nach Frieden. Ich will mich nicht immer selbst jagen oder mich von anderen zusätzlich jagen lassen. Aber wie komme ich da raus? Die Worte lesen sich gut, aber wie soll das gehen? Wo ist der Knopf, den ich drücken muss, um aus dem Hamsterrad aussteigen zu können? Jetzt läuft das Rad und mir läuft die Zeit davon. Noch fünf Minuten zum Frühstücken, dann muss ich los. Denn der Arbeitswelt ist es egal, ob ich ruhig bin oder nicht, gestresst oder entspannt, essen kann oder hungere, Hauptsache ich funktioniere.

Es ist viel los. Erst vor zwei Tagen gab es einen erneuten Bombenanschlag in Europa und die Berichterstattung darüber läuft auf Hochtouren. Da wird den Kätzchen und Feuerwehrmännern nicht ganz so viel Aufmerksamkeit geschenkt wie sonst und ich kann mir meine Geschichten selbst aussuchen.

Bei der Recherche stoße ich auf eine tolle Story – endlich mal ein Supermodel mit richtigen Kurven, das es auf die Vogue schaffen will und sich öffentlich gegen Bodyshaming einsetzt. Das ist ein Thema für mich. Was für eine bildhübsche Frau, und wie gesund sie aussieht. Ich bringe jedes Detail über ihren Lebens- und Erfolgsweg in Erfahrung, durchforste das Web nach zugänglichen Fotos, verschaffe mir einen Überblick über ihre Fans, deren Kommentare und Anmerkungen auf jeglichen Plattformen und schreibe daraus einen ermutigenden Anti-Magerwahn-Artikel mit dem Plus-Size-Model als mutig voranschreitendem Vorbild. Ich bin ganz in meinem Element – so macht mir die Arbeit Spaß. Jetzt noch die letzten Kleinigkeiten feinschleifen und dann kann der Artikel zum Korrekturleser. Das schaffe ich auf jeden Fall noch vor der Mittagspause. Es ist zwar schon 13 Uhr und mein Frühstück(chen) liegt nun auch schon fünf Stunden zurück, aber das ist ja schnell gemacht. *Das ist wichtiger als dein Mittagessen. Du musst den Artikel liefern, essen kannst du auch später.* Stimmt.

45 Minuten später. So schnell war der Feinschliff dann doch nicht gemacht. Aber jetzt ist der Artikel fertig und kann gleich für den Abend eingeplant werden. Und ich kann endlich etwas essen gehen. Meine Stullen liegen ja schon im Kühlschrank bereit. Ich

gehe auf die Toilette. Bei den meisten Menschen ist das im Regelfall eine kurze Sache. Hose runter, rauf auf den Topf, laufen lassen, abputzen, anziehen, fertig. Bei mir nicht.

Nein, du bist noch nicht fertig. Bleib noch etwas sitzen.

So, jetzt sollte ich was essen gehen.

Nein! Sonst läufst du in zehn Minuten wieder aufs Klo. Du musst dir ganz sicher sein, dass du nicht mehr musst. Also warte noch etwas ab. Die fünf Minuten machen es auch nicht mehr aus.

Wieder diese Stimme. Selbst auf der Toilette verfolgt sie mich. Bestimmt mich. Sagt mir, wie lange ich auf der Kloschüssel sitzen soll. Ich hasse sie. Aber gehorchen tue ich ihr trotzdem.

Ich suche mir einen einigermaßen ungestörten Platz in der Kantine an einem Stehtisch. Endlich mal nicht sitzen, meine Beine danken es mir. Genüsslich beiße ich in meine Brote und lese währenddessen Zeitung. Wie gut es tut, mal alleine zu sein, raus aus dem Großraumbüro, nur für mich.

Hier spricht mich niemand an, hier muss ich keine Fragen beantworten und weil ich eh vertieft in die Artikel bin, mache ich auch nicht den Anschein, als ob ich Lust auf Konversation hätte. Nur manchmal bemerke ich die Blicke auf meine Gemüsedose. Meistens von Frauen, die sich dann mit hochgezogenen Augenbrauen zu ihrer Tischnachbarin beugen und tuscheln. Boah, wie ich so etwas hasse! Kümmert euch doch um euren eigenen Scheiß! Einige dieser Kandidatinnen lassen es sich auch nicht nehmen, beim Abgang lautstark neben mir Kommentare abzugeben wie „Immer diese Magermädchen" oder „Wenn ich nur Gemüse essen würde, würde ich auch verhungern".

Fuck you! Wenn du wüsstest. Wenn du wüsstest, welchen Artikel ich gerade geschrieben habe und wie schön ich dieses Plus-Size-Model finde. Wenn du wüsstest, wie gerne ich ein paar von deinen Kilos hätte. Wenn du wüsstest, wie es in mir aussieht und dass ich alles dafür tun würde, diese Stimme endlich loszuwerden. Wenn du wüsstest, dass du nicht ansatzweise das Recht hast, mich so zu verurteilen. Wenn. Aber du weißt es eben nicht. Also siehst du mich und baust dir dein Vorurteil auf. Ist ja so viel einfacher, stimmt's?

Zurück am Arbeitsplatz. Eine halbe Stunde Pause muss reichen. Wenn ich länger wegbleibe, meldet sich schon das schlechte Gewissen. Ich könnte eine wichtige E-Mail verpassen. Außerdem muss ich heute pünktlich Schluss machen und die Kollegen gucken sonst immer so misstrauisch, nach dem Motto „Hast du auch wirklich acht Stunden gearbeitet?". Nein, habe ich nicht, ich arbeite meistens eine halbe oder ganze Stunde länger, wenn ihr es genau wissen wollt.

Der Artikel ist von den Textchefs freigegeben und der nette Kollege schrieb sogar dazu: „So etwas brauchen wir öfter – schön geschrieben." Toll, danke! Du kannst dir nicht vorstellen, wie viel mir so ein kleiner Satz bedeutet. Ich leite es weiter an die Facebook-Kollegen, damit sie es gleich für den Abend einplanen können. Ein gutes Gefühl. Ein wirklich gutes Gefühl. Es hält ungefähr fünf Sekunden an. Dann wird es verdrängt von der Frage: Was ist, wenn der Artikel nicht geklickt wird? Wenn die User ihn nicht mögen? Wenn sie das Model in ihren Kommentaren nur beleidigen? Dann habe ich wieder mal versagt. Und checke nachts meine E-Mails. Aber das mache ich ja sowieso.

Mal wieder fast 23 Uhr. Aber das Tanzen war es wert. Das Abendessen steht endlich auf dem Tisch. Dampfend. Heiß. So, wie ich es mag.

Hast du den Herd ausgeschaltet?
Ist die Tür abgesperrt?
Musst du nicht noch einmal aufs Klo?
Nein, muss ich nicht. Lass mich jetzt essen!

Probier mal, es ist bestimmt nicht heiß genug. Du solltest es noch mal in die Mikrowelle stellen.

Es ist heiß genug.

Nein, ist es nicht. Es ist nicht perfekt. Nicht gut genug. So kannst du nicht genießen.

Jetzt sei ruhig!

Mir kommt der Satz vom Morgen in den Kopf: „Mein geliebtes Kind, komm zu mir, wenn du dich gestresst und überfordert fühlst." Dieses Mal schaffe ich es, die Stimme einfach da sein zu lassen, nicht auf sie zu hören, und fange an zu essen. Dazu gibt es Nachrichtensendungen, die mich ablenken. Ein gelungener Feierabend. Klingt komisch, ist aber so, in meiner Parallelwelt.

Nach dem Essen döse ich auf der Couch ein. Es sind nur zehn Minuten, die es benötigt, um meine Zähne zu putzen und ins Bett zu gehen und trotzdem scheint es mir fast unmöglich, aufzustehen und die Kraft dafür aufzuwenden. Szenen des Tages rasen durch meinen Kopf. Oh Mist! Ich hab ganz vergessen, den Facebook-Post zu meinem Artikel zu checken.

Plötzlich bin ich wieder hellwach, klappe den Laptop auf und aktualisiere mit zitternden Händen die Website. Drei Stunden ist der Beitrag nun online – und hat bereits über 1000 Likes. Das ist nicht schlecht. Die Kommentare hören sich auch ganz gut an. Lotte96 schreibt: „Endlich berichten die Medien auch mal über wirklich schöne Frauen und nicht nur diese Heidi Klum-Nachmacherinnen." Und der User shaggy_cool reagiert darauf mit: „Ja, hätte ich denen gar nicht zugetraut… haha." Ich muss grinsen. Das fasse ich mal als Kompliment auf. Gott sei Dank läuft der Artikel gut, bis zur Auswertung morgen kommen sicherlich noch einige Klicks dazu.

Laufen meine Beiträge gut, geht es mir auch gut. Als mir dieser Gedanke kommt, frage ich mich einen Moment, ob das ein gutes

Zeichen ist. Mache ich mich damit nicht abhängig davon, was wildfremde Menschen auf Facebook über meinen Artikel sagen? Und selbst wenn das für meine Erfolgsmessung relevant ist, sollte es wirklich bestimmen, ob ich mich gut oder schlecht fühle?

Ein unbehagliches Gefühl beschleicht mich, aber ich bin viel zu müde, um es weiter zu verfolgen. Also nutze ich diese kurze Wachheit, um aufzustehen, den Tisch abzuräumen und mich ins Bett zu bringen. Sobald ich liege, kann ich nicht mehr gegen die Müdigkeit ankämpfen. Mahnend säusel ich mir vor: Den Wecker stellen, Jeni, du musst noch den Wecker stellen. Keine Chance, ich bin sofort weg.

Ich sitze in der Redaktion und schreibe. Ich sehe nur den hell leuchtenden Bildschirm und ganz viele Köpfe um mich herum, die mir auf die Finger schauen. Immer wieder ruft einer „Ha, das ist falsch!" und der nächste „Du hast einen Fehler gemacht!" und wieder ein anderer „Das klickt bestimmt niemand!". Ich starre auf die Tastatur, wieder hoch auf den Bildschirm, wieder runter auf die Tastatur, panisch vor Angst, mich zu vertippen.

Plötzlich erkenne ich, wie knochig meine Finger aussehen, sie schlängeln sich wie dünne, verdorrte Äste von Taste zu Taste. Das sind doch nicht meine Hände! Und die Handgelenke, so dürr wie die eines Kindes. Im Bildschirm zeichnet sich auf einmal eine Figur ab. Ich erstarre. Was ich sehe, ist mir nicht unbekannt. Ich kenne dieses Gesicht. Tiefe Augenhöhlen, dunkle Augenringe, hervorspringende Wangenknochen, vertrocknete Lippen, spröde Haare, spitzes Kinn. Am unteren Bildschirmrand spiegeln sich schon die Knochen des Dekolletés. Und diese Leere in den Augen. Dieser Blick, der sagt „Ich will nicht mehr leben".

Ich kenne diese Person. Ich kenne diese Frau. Das bin ich. Das war ich. Vor zwei Jahren. Ich fange an zu schreien: „Nein, nein, nein! Das bin ich nicht. Ich will so nicht aussehen. Bitte nicht! Ich will da nicht mehr hin! Nicht noch einmal! HILFE!"

Plötzlich schrecke ich wie eine Wahnsinnige nach oben. Hab ich verschlafen? Wo bin ich? Muss ich los? Ich darf nicht zu spät kommen! Und ich muss doch zuerst laufen gehen, meine Brote schmieren. Mist, wieso habe ich den Wecker nicht gestellt. Ein Blick auf die Uhr verrät, dass es mitten in der Nacht ist und alle Aufregung umsonst. Gott sei Dank. Zum Glück bin ich aufgewacht, ich hatte einen schrecklichen Traum. Es war alles so konfus, so dunkel und verschwommen. Nach und nach sehe ich die Bilder des Traumes wieder vor mir. Es hat sich so real angefühlt. Ich greife nach meinem Handgelenk, das zum Glück nicht diesem Knochenfetzen entspricht. Als ich mir über das Dekolleté streiche, zucke ich etwas zurück. Seit wann sind meine Knochen wieder so spürbar?

Ich stelle den Wecker, schalte das Licht aus und setze meine Zahnschiene ein, ohne die mein Kiefer so sehr verkrampfen würde, dass Kopfschmerzen am nächsten Tag garantiert wären. Man sagt, das geht den Menschen so, die viel im Schlaf verarbeiten. Oder träumen. Der Traum lässt mich nicht los. Muss ich besser auf mich aufpassen?

WIE MEINE
DISZIPLIN
ALLES
BESTIMMTE

Ehrgeiz ist gut, heißt es immer.
Geizige Menschen sind zwanghaft sparsam und vermeiden es,
etwas teilen zu müssen. Ehrgeizige Menschen häufen also immer
mehr Ehre an, die sie niemals mit anderen teilen würden.
Was ist daran gut?
J.G.

Ich sitze im Biologieunterricht. Jemand tippt mir auf die Schulter. Als ich mich umdrehe, flüstert mir Elena ins Ohr: „Oh Mann, Jeni, wie hast du es nur geschafft, so viel abzunehmen?" In mir macht sich große Genugtuung breit. Ich kann alles erreichen, wenn ich nur diszipliniert genug daran arbeite. Das ist mein neues Credo, mein Antrieb, meine oberste Regel.

Frage ich heute Freunde von damals, höre ich immer wieder: „Du warst auf einmal anders. Von heute auf morgen gab es nicht mehr die Jeni, die ich kannte. Du hast dich nur noch damit beschäftigt, besser zu werden." Mit 18 Jahren durchlebte ich eine schmerzhafte Trennung von einem Mann, der nicht nur meine gesamte Jugend prägte, sondern sie mir auch teilweise raubte. Als 14-Jährige sein Herz an einen acht Jahre älteren Mann zu verschenken, der Drogenprobleme, Geldprobleme und psychische Probleme hatte, ließ nicht viel Fantasie für ein Happy End übrig. Es kam zwar zu einem Ende, aber zu keinem glücklichen.

Als es nach knapp fünf Jahren vorbei war, schwor ich mir eines: Dieser Mann darf und wird nicht der Grund dafür sein, ein schlechteres Abitur zu absolvieren. Ich wollte nicht – wie meine Mutter – Opfer einer Beziehung werden. Ich sah, wie sehr sie nach der Scheidung kämpfen und leiden musste, also setzte ich alles daran, mich schnellstmöglich von diesem Mann emotional unabhängig zu machen. Keine Trauerphase, keine Heul-Tage, kein Durchhänger und kein „Ich will nicht mehr". Ich dachte, wenn ich das zulasse, dann hat er gewonnen. Er sollte keinerlei Macht oder Einfluss auf mich haben. Und ich wollte ihm das nehmen, was er am meisten an mir liebte: meine Kurven.

Seit Monaten aß ich weniger, ging mehr joggen, hatte mich im Fitnessstudio angemeldet, und wenn ich nicht gerade Sport machte, lernte ich für mein Abitur. Für mich stand fest, ich kann das: schlank sein, schön sein und einen super Abi-Schnitt erreichen. Meine Prüfungen liefen prima, ich wurde zum absoluten Überflieger. Bestätigung von allen Seiten. Das tat gut. Was man nicht sah, waren die Gefechte mit meiner Mutter, die jeden Morgen ins Badezimmer kam und mich fragte, welches Brot ich gerne mitnehmen würde.

„Ich brauche nichts, danke." „Jenny, du hast eine vierstündige Prüfung vor dir, natürlich brauchst du etwas." „Wenn du meinst. Aber nur zwei ganz dünne Scheiben, keine Butter, sondern nur Gurke und Tomate mit viel Salz." Mit traurigen Augen ging meine Mutter in die Küche und bereitete mir mein Gemüsebrot zu. Sie wusste: Wenn sie doch etwas Käse darauflegte oder nur eine Messerspitze Butter darauf strich, würde ich es merken und nicht anfassen. Oder meine Ausraster, wenn ich sah, wie sie einen Schuss Sahne ins Abendessen gab. „Ich hab dir doch gesagt, ich will keine Sahne da drin. Dein Scheißessen kannst du alleine fressen." Ich möchte mir gar nicht vorstellen, welche Ängste und Zweifel eine

Mutter in so einem Moment haben muss. Aber mein Drang nach Erfolg war einfach größer. Ich wollte dem absoluten Ideal entsprechen.

Obwohl ich nie dick war, sollte es einfach weniger werden. Ich wollte in einen H&M-Laden gehen und Größe S oder XS kaufen können. Das zu erreichen war Ausdruck meines Ehrgeizes, meines Willens, meiner Fähigkeit, alle Ziele zu erreichen, die ich mir setzte, Kontrolle zu haben und völlig unabhängig zu sein. Unglaublich, wie falsch ich damit lag.

Dieser Antrieb überschattete alles, er trübte meinen Blick in den Spiegel, er ließ mich Freundschaften vernachlässigen und baute sich immer mehr zu einem alles bestimmenden Götzen auf. Er richtete sich sogar gegen meine so heiß und innig geliebte Schwester, die immer schon etwas zierlicher war als ich. Sie wurde mein erstes Vergleichsopfer, und wie triumphierte ich innerlich, als ich merkte, dass mir sogar ihre Hosen locker auf der Hüfte hin- und herschwangen.

Ich war Chefredakteurin der Abiturzeitung, schloss das Gymnasium mit 1,4 ab und bewarb mich an fünf Universitäten, die mich alle angenommen hätten. Letztendlich entschied ich mich für Magdeburg und den Studiengang Journalistik/Medienmanagement. Der stellvertretende Schuldirektor sagte damals zu mir: „Mit so einem Schnitt könntest du doch etwas viel Bedeutsameres studieren. Bist du sicher, dass du das nicht nutzen willst?"

Da waren sie wieder mal – die Stimmen, die es besser wussten und so gut mit einem meinten. Allein der Schnitt meines Abiturs sollte also darüber bestimmen, was ich einmal werden wollte? Meine Leistungen sollten vorgeben, welcher Job der richtige für mich sei? Der Grad meines Schulerfolgs sollte also den Grad meiner Befriedigung im Arbeitsleben voraussagen? Es war zwar nur eine kleine Frage, aber sie steht stellvertretend für die Denkweise einer ganzen Gesellschaft. Wenn du besser sein kannst als andere, dann sei es. Wenn du etwas Schwierigeres als andere studieren kannst, dann entscheide dich dafür. Wenn du etwas werden kannst, mit dem du mehr Geld als mit deinem Traumjob verdienen wirst, dann wirf den Traum über Bord deiner frisch gestrichenen Eigentumsjacht im Hafen Cassis. Alternativlösung: Wenn es zu sehr schmerzt, mach deinen Traumjob zum Hobby (Schmuckwerkstatt, Wochenend-Bandauftritte, Backen für Freunde...). Kurzum: Wenn du etwas „Bedeutsameres" werden kannst, dann tue es.

In meinen Augen ist der Beruf einer Journalistin einer der bedeutsamsten Berufe, die es in der heutigen Zeit auszuüben gibt. Menschen vor „Fake News" zu schützen, Unterdrückten ein Sprachrohr zu bieten und sich unermüdlich für Pressefreiheit einzusetzen, ist nicht gerade ein Kinderspiel. Ob mir mein 1,4-Abitur nun dabei hilft, wage ich sehr zu bezweifeln, doch selbst wenn ich mich für Bierbrauerin, Vogelzüchterin oder Sonnenbrillentesterin entschieden hätte – wäre das weniger bedeutsam gewesen, wenn es mich denn glücklich gemacht hätte? Ist etwas nicht genau dann bedeutsam, wenn es seinen Sinn erfüllt, also eben eine Bedeutung bekommt? Und liegt der Sinn des Berufes nicht in allererster Linie darin, seine Profession und Befriedigung in ihm zu finden? Heute sage ich laut: Ja, na klar!

Damals hatte ich starke Zweifel, ob ich nicht doch Jura oder Medizin studieren oder als Ingenieurin Millionenkonzernen dabei helfen sollte, Abgaswerte zu verfälschen. Letztendlich blieb ich zwar bei Journalistik, doch ich entschied mich bewusst für das Doppelstudium mit Medienmanagement, um noch etwas „Vernünftiges, was mit BWL", mitstudieren zu können. Nicht selten dachte ich noch an die Worte des Vize-Direktors, immer mit der Frage: „Hatte er recht?" (Lieber Herr F.: Nein, in diesem Fall hatten Sie nicht recht.)

Bevor das Studium losging, verbrachte ich drei Monate in Südafrika für einen Freiwilligendienst. Ich verschenkte mein Essen an arme Kinder, lebte mein Helfersyndrom vollends aus und wog von Woche zu Woche weniger. Als mein muslimischer Gastbruder den Ramadan zelebrierte, war ich neidisch darauf, dass er einfach so unbemerkt den ganzen Tag nichts essen durfte. Als meine Gastmutter eine Diät machte, achtete ich darauf, immer noch ein bisschen weniger auf meinen Teller zu packen als sie. Einfach, weil ich es konnte. Ich bin Stella, meiner Gastmutter, unendlich dankbar, dass sie einer wildfremden, kranken Frau so viel Geduld entgegengebracht hat. Sie und Mac gaben mir ein Zuhause, wie ich es von meiner eigenen Kindheit nicht kannte, und auch wenn ich die Versorgung zu diesem Zeitpunkt leider nicht mehr annehmen konnte, erfüllt es mich mit einer tiefen Freude zu wissen, dass sie mich heute noch „our daugther" nennen und immer meine Familie am Kap der guten Hoffnung sein werden.

Meine Mutter holte mich bei meiner Rückkehr am Flughafen ab. Als sie mich in die Arme schloss, unterdrückte sie ihre Sorge und verkaufte ihr bitterliches Weinen als Freudentränen. Doch später erzählte sie mir, wie schockiert sie gewesen war, mich so ausgemergelt mit meinem überproportionierten, schweren Rucksack durch die Schleuse kommen zu sehen.

Als ich endlich nach Magdeburg zog, freute ich mich darauf, im Studium voll durchstarten zu können. Und genau das tat ich. Ich besuchte jede zusätzliche Vorlesung, saß immer in der ersten Reihe, verpasste nicht einmal den BWL-Unterricht (8 Uhr morgens!!) und musste keine Prüfung nachholen. Alle Semesterferien nutzte ich, um Praktika zu absolvieren, und aus jeder Tätigkeit brachte ich ein Vorzeige-Arbeitszeugnis mit. Diese Berichte sammelte ich wie Trophäen.

Was ich nicht sammelte, waren Erfahrungen wie Ersti-Partys, Hangovers oder Grillabende im Sommer. Ich trank kaum Alkohol (auch keine Cola, Fanta, Club Mate oder sonstige kalorienhaltige Getränke) und ging fast nie auf Partys. Schließlich musste ich am nächsten Tag Sport machen oder lernen oder beides. Alles, was meine Kontrolle einschränken könnte, war tabu. Die Struktur zu brechen, den Ablauf zu gefährden, könnte bedeuten, nicht mehr so viel leisten zu können und weniger befriedigende Ergebnisse zu erzielen. Das konnte ich nicht zulassen. Sich gehen lassen, einfach mal laufen lassen und die Dinge auf sich zukommen lassen – das konnte ich nicht, das kannte ich nicht, das war mir fremd und machte mir Angst. Ich musste immer die Kontrolle über mich und mein Handeln behalten – nur dann konnte ich sichergehen, dass ich nicht zu viel aß und umso mehr leisten konnte.

Zugegeben, Freundschaften, geschweige denn Liebschaften, waren da nicht gerade einfach zu finden oder zu pflegen und es dauerte nicht lange, bis die wenigen Freunde, die ich hatte, merkten, dass ich anders war.

Eine von ihnen, meine überaus geschätzte Debi, wagte es trotzdem, mit mir zusammenzuziehen. Spätestens als sie sah, dass ich sofort nach dem Kochen, noch bevor ich mein Essen anrührte, die Küche putzte und alle verwendeten Töpfe, Löffel und was ich sonst noch so benutzt hatte wieder abwusch, um die Ordnung aufrechtzuerhalten, wusste sie, dass meine Disziplin ungesunde Züge angenommen hatte. Dennoch ließ sie mich so sein, wie ich war und gab mir stets das Gefühl, mich zu akzeptieren. Dafür werde ich ihr auf ewig dankbar sein und sie noch im Himmel dafür in den Arm nehmen. Mit unserer WG ging es trotzdem nicht lange gut.

Meine Außenwelt, vor allem die, auf die es mir ankam – also Dozenten, Professoren, Vorgesetzte – bekam nichts von diesen Zwängen und diesem Wahn, meiner Parallelwelt, mit. Für sie war ich einfach nur eine sehr zielstrebige Studentin oder Praktikantin, die genau wusste, was sie wollte.

Meine Parallelwelt befähigte mich dazu, diese Rolle perfekt zu spielen. Ich perfektionierte meine Disziplin in sämtlichen Lebenssituationen und bekam dafür im Außen enorm viel Anerkennung. Genau davon wollte ich immer mehr, ich baute meinem Hamsterrad Zusatzgänge, Düsenjets und Vollgaspedale ein. Ich produzierte Filme im Semester und präsentierte sie meinen Professoren. Ich lernte nächtelang für die Klausuren und fragte mich stundenlang selbst ab, so lange bis ich keine einzige Wissenslücke mehr hatte.

Im fünften Semester ging es endlich ins Ausland – ich hatte es geschafft, zwei Hospitationen in den ZDF-Außenstellen in Singapur und Nairobi zu ergattern. Diese drei Monate waren mein bis dahin absoluter Höhepunkt als junge Journalistin, und wieder einmal fühlte ich mich so bestätigt, alles richtig gemacht zu haben. Ich liebte die Teams, die gemeinsame Arbeit und war ganz verrückt danach, Beiträge mit den Kollegen zu produzieren. In Nairobi durfte ich sogar mit auf eine Medienreise in den Norden des Landes und konnte eine ganze Sendung mit jungen kenianischen Sportlern produzieren.

Als ich wieder zurück in Deutschland war, zog ich nach Berlin und pendelte an vier Tagen in der Woche sechs Stunden täglich nach Magdeburg. Berlin bot mir einfach die besseren Praktikums- und Nebenjobstellen, außerdem war es hier einfacher, so zu sein, wie ich war, denn in dieser Stadt fällst du nur dann auf, wenn du normal bist. Und das war ich ganz sicher nicht. (Das bin ich auch heute nicht. Zum Glück!)

Mein Wecker klingelte um 4.30 Uhr, damit ich pünktlich um 6 Uhr den Zug bekam und meinen Platz in der Vorlesung sichern konnte. Abends war ich nie vor 22 Uhr zurück. Die Wochenenden nutzte ich nach wie vor, um zu lernen und Sport zu treiben.

Ich redete mir ein, dass ich dieses Leben gerne lebte. Jetzt, mit genügend Abstand, frage ich mich, wie ich das überhaupt als Leben bezeichnen konnte.

Ich tat alles dafür, mich immer mehr zu steigern. Bessere Noten, tollere Auslandsaufenthalte, verantwortungsvollere Nebenjobs, spannendere Praktika, einen immer längeren Lebenslauf – und das mit nicht einmal 22 Jahren. Das eigentlich Traurige daran ist: Die Branche hat diesen Lebensstil vielleicht nicht erzeugt, aber sie hat ihn bestätigt und ich hätte viele Dinge nicht machen können, wenn in mir nicht dieses getriebene Arbeitstier getobt hätte, fest angekettet und nur für das Erzeugen messbarer Erfolge gezüchtet, das weder vor Überstunden noch vor Nichtbezahlung zurückschreckte, sondern das alles machte und alles mit sich machen ließ. Die Opfer, die dafür geschlachtet werden mussten, interessierten niemanden und wenn man sie aufblitzen sah, ignorierte man sie. Hauptsache ich hatte Erfolg und half anderen dabei, ihren Erfolg zu steigern.

So geht es vielen. Als lebensunerfahrenes junges Talent kommen die meisten Schulabgänger an die Uni, werden in Prüfungs- und Testphasen gequetscht, die kaum Zeit für eigene Interessen lassen, sollen möglichst schnell ihren Bachelorabschluss in die Tasche stecken, um anschließend den Master hinterherzuschieben und sich dann als voll ausgebildetes, akademisch hochwertiges Neuprodukt in der Falle „Praktikum" wiederzufinden. Medien, Kulturwissenschaften, Sozialwissenschaften: drei der klassischen Berufsfelder, in denen es mittlerweile – trotz des Mindestlohns, der auch für längere Praktika gilt – Standard ist, unbezahlte oder minderbezahlte Praktikanten im alltäglichen Geschäftsleben einzusetzen und fest zu ihrem Team zu zählen. Oder anders gesagt: Einarbeitungszeit: zwei Stunden. Einsatzbereich: alles, was geht. Bezahlung: null oder kaum mehr. Einzige Hoffnung: Übernahme in eine fast nie frei werdende Festanstellung.

So ergeht es auch einer meiner Freundinnen: Sie studiert Kulturwissenschaften, absolviert gerade ein Pflichtpraktikum, das nicht bezahlt wird, durch das sie aber auch weniger Zeit für ihren Nebenjob bei einer Drogeriemarktkette hat. Liebend gerne würde sie eine Tätigkeit ausüben, die zu ihrem Fach passt, doch sie darf schon froh sein, für ein offiziell vorgeschriebenes Pflichtpraktikum überhaupt eine entsprechende Stelle gefunden zu haben. Der freie Kaffee aus der Tropfmaschine ist da das höchste der Lohngefühle. Dass sie nun weniger an der Kasse sitzt, weniger Geld im Monat zur Verfügung hat, ist ihrem Vermieter genauso egal wie dem BAföG-Amt oder der Universität. Und erst recht potenziellen Arbeitgebern, die sie später einmal beim Vorstellungsgespräch fragen können: „Na, wieso haben Sie denn bisher so wenige Erfahrungen in der Branche gesammelt?" Doch was ist die Alternative? Denn wenn es alle um dich herum so handhaben, redest du dir ein, es sei normal und du musst dich genauso ausbeuten lassen. Also springst du auf, auf dein erstes Hamsterrad im richtigen Leben, schielst vielleicht ab und zu etwas neidisch rüber zu den Ex-Kommilitonen aus Fachrichtungen wie Ingenieurswesen oder der IT, die nicht unbedingt weniger leisten müssen, aber in der Regel mehr dafür bekommen, und bleibst standhaft in deiner Parole: „Irgendwann wird das bestimmt besser."

Die Wahrheit ist leider: Wenn du selbst nicht aussteigst und dich bewusst dafür entscheidest, ab einem gewissen Status deines Könnens und deiner Fähigkeiten nur noch gegen eine entsprechende Entlohnung oder Wertschätzung zu arbeiten, wird es sich nicht ändern. Auch heute noch kämpfe ich bei jedem neuen Auftrag darum, eine für mich vertretbare Bezahlung auszuhandeln.

Deinen Wert erkennen und dafür einstehen – im persönlichen Leben ist das die Basis dafür, es auch im beruflichen Alltag umsetzen zu können.

„ISS
HALT
MEHR,
DU
BIST
NICHT
KRANK"

Wenn der Kopf denkt „Das geht schon",
aber der Körper sagt „Ich kann nicht mehr"
werden am Ende beide verlieren.

J.G.

Eigentlich wollte ich das nicht. Er war mein bester Kumpel, schon seit dem Teenie-Alter, wir betranken uns mit Radler und probierten aus, wie es ist, bekifft zu sein. Das war die Zeit vor meiner Verwandlung in einen hechelnden Hamster. Nach der zehnten Klasse schmiss er die Schule und zog nach Berlin. Sechs Jahre später saß ich auf seiner Couch in Neukölln. Nach einem Glas Weißwein zu viel wurde die Couch zum Bett und der beste Kumpel zum Geschlechtspartner. Am nächsten Tag war er weg, ich sah ihn nie wieder.

Zwei Tage später bekam ich fürchterliche Bauchkrämpfe. Die Beschwerden wurden immer schlimmer, sodass ich mich selbst in die Notaufnahme liefern lassen musste. Es war ein Sonntag – das Wartezimmer voll von Prügelopfern, „Pille-danach-ich-war-halt-besoffen-auf-dem-Clubklo-Mädels" und Obdachlosen. Ich schaute die Krankenschwester mit meinen vor dem Bauch verschränkten Armen hilflos an. „Na, was haben Sie denn?" „Ich weiß es nicht, es sind Krämpfe, so schlimm, dass ich nicht mehr aufrecht gehen kann." „Aha", zischte sie, zog die Gardine in der Mehrbett-Aufnahme-Station zu und ging. Zehn Minuten später kam sie wieder. „Also wissen Sie, ich denke, Sie sollten einfach etwas mehr essen, dann gehen auch die Krämpfe wieder weg. An Ihnen ist ja nichts dran. Sie sind nicht krank, sie haben vermutlich nur Hunger." So einfach war das also. Ich war also zu dumm, um Hunger von Schmerzen zu unterscheiden. Danke auch für das In-die-Schublade-Stecken, eingepfercht zwischen Magerwahnmädchen und Selbstmitleidopfer, hier ist es immer so gemütlich.

Nach einer Woche, ich konnte immer weniger aufrecht gehen, schleppte ich mich mit Wärmflasche und Fenchel-Anis-Kümmel-Tee in die Bahn, schließlich musste ich weiterstudieren und durfte nichts verpassen. Meine Schmerzen wurden aber immer schlimmer. Schließlich besuchte meine Mutter mich am nächstmöglichen Wochenende und sah mein Elend. Als es nicht mehr ging, riefen wir uns ein Taxi und ließen uns erneut ins Krankenhaus fahren. Sobald ich im Wartezimmer saß, musste ich auf die Toilette. Doch da kam ich nie an. Ein Schritt, und es brach alles aus mir heraus. Ich klappte zusammen, musste mich übergeben und hatte das Gefühl, alles, was noch in mir war, drängte sich durch sämtliche Öffnungen nach Außen. Ein Mix aus Sushi, Tee und Joghurt – lecker! So fühlt sich also Hunger an? Wohl kaum.

Nein, es war kein Hunger, sondern eine Entzündung des ganzen Unterleibs bis an die Oberbauchorgane heran, wobei auch beide Eileiter betroffen waren. Monatelang blieb es unentdeckt – trotz Gynäkologie-Untersuchung und Notaufnahme-Besuch. Auslöser war mein ehemals bester Freund und diese eine Nacht, die mir ein Bakterium als Andenken dalieβ. Als mein Schwager den Mann kontaktierte und ihn darum bat, vorsichtig zu sein und sich checken zu lassen, antwortete er mit einem „Okay". Bei mir meldete er sich nicht.

Ich musste notoperiert werden, dabei verlor ich so viel Blut, dass meine roten Blutkörperchen am Ende fast ausgerottet waren. Ich blieb noch einige Tage im Krankenhaus, und als ich endlich wieder eigenständig aufs Klo gehen konnte und in den Spiegel sah, erschrak ich: Wie sehe ich denn aus? Wieso sind meine Beine so dick? Ich dachte tatsächlich, ich hätte unendlich viel an meinen Beinen zugenommen, ohne zu beachten, dass es durch Operationen zu Wassereinlagerungen kommen kann. Meine Sorge galt allein dem Umfang meiner Beine. Nicht mein aufgeschlitzter Unterbauch interessierte mich, nicht die Narben und Fäden, die noch schmerzhaft gezogen werden mussten, nicht der Fakt, dass ich nicht einmal eigenständig pinkeln konnte und sogar die Information, dass ich womöglich keine Kinder würde bekommen können, trafen mich in dem Moment so sehr wie die alles entscheidende Frage: Warum habe ich dicke Beine? Und was kann ich dagegen tun?

Mein Körper war geschwächt, er hatte durch die letzten Monate einiges an Energie verloren. Doch mehr als mein Körper war auch mein Kopf geschädigt: Die OP verzögerte sich wegen eines Ärztestreiks immer wieder, sodass ich stundenlang nüchtern in meinem Krankenhausbett liegen musste. Das triggerte mein Unterbewusstsein und ich fühlte mich erhaben, so lange auf Nahrung verzichten zu können. Meine Schwester, damals noch am Anfang ihrer Facharztausbildung, musste persönlich zu den überforderten Krankenschwestern gehen und war kurz davor, selbst den Glucose-Beutel aus dem Medizinschrank zu holen, damit wenigstens etwas Zucker durch meine Adern fließen konnte und der Kreislauf nicht vollends zusammenbrach. Umso schwerer war es danach, wieder „normal" zu essen.

Von da an ging es rapide bergab. Doch ich schleppte mich schon bald wieder in die Uni. Die Operation bewirkte Mitgefühl bei den Dozenten und so kamen sie nicht auf die Idee, dass ich noch ein ganz anderes Problem mit mir herumschleppte und es mehr und mehr zu einem Monster heranzog.

DIE GEDANKEN
SIND FREI –
SCHÖN WÄR'S!

Lass deine Seele tanzen und
deine Füße werden folgen.
J.G.

Links. Rechts. Rechts. Links. Jump. Drehung. Sprung. Down. „Oh Mann, Jenifer, wieso ist das so schwer zu verstehen? Du kennst die Choreo doch – einfach machen. Schau hin, tanz nach und vergiss mal den ganzen Schrott." So mache ich das heute. Wenn ich extrem mit meinen Gedanken zu kämpfen habe, mache ich etwas, das mich sofort davon ablenkt. Sich auf andere Gedanken bringen – das sagt man schnell und gerne, aber mal im Ernst: Wann klappt das auch wirklich?

Einen Film anschauen, ein Lied hören, einen Spaziergang machen – da blieb für mich immer noch viel zu viel Platz, um meinen Kopf eben doch wieder in Richtung Problem xy abschweifen zu lassen. Ich brauchte etwas, das mich so sehr forderte, dass andere Gedanken keine Chance mehr hatten. Meine Rechts-Links-Schwäche war in diesem Fall sogar hilfreich. Nein, ich springe nicht stundenlang in einem Quadrat, von rechts nach links, von links nach rechts, nach vorne und hinten; ich nehme auch keine freiwilligen Fahrstunden, um mich ganz dem Abbiege-Linker hinzugeben. Ich habe mich für eine etwas elegantere Variante entschieden: Tanzen. Wenn ich nicht meine gesamte Konzentration der Schrittfolge widme, verpasse ich sie und komme nicht mehr hinterher.

Vor jeder Tanzstunde habe ich die Wahl: Beschäftige ich mich mit meinem Problem und werde hier am Ende frustriert rausgehen, weil ich weder die Schrittfolge beherrsche noch mein Problem gelöst habe, oder lasse ich mich mit meiner gesamten Aufmerksamkeit auf diese Stunde ein und gestatte meinem Problem eine Pause? In der Zwischenzeit wird es eh auf mich warten und wie ein ungeduldiger Hund an der Synapsen-Tür scharren.

Mein Kopf ist es gewohnt, schädliche Gedanken zu produzieren. Das war jahrelang seine Hauptaufgabe und wenn er diese Aufgabe nicht mit Exzellenz und einer kompromisslosen Hingabe ausübte, wurde ich wütend und schrie ihn an – man kann ihm also kaum verübeln, dass er immer noch daran festhält.

Es dauert sehr lange, bis er verstanden haben wird, dass er das nun nicht mehr machen muss und dass es noch so viele andere Gedanken gibt, die er haben darf. Mich als jemanden zu erleben, der ihn nicht anschreit, sondern der ihm gut zuspricht, ist noch zu neu für ihn. Er traut der ganzen Sache noch nicht so ganz. (Tue ich übrigens auch nicht immer.)

Gedanken sind eigentlich nichts Besonderes, genau genommen sind es nur elektrische Entladungen in unserem Gehirn. Aber wir können etwas Besonderes daraus machen. Barack Obama hatte mal den Gedanken, sich als Präsidentschaftskandidat aufstellen zu lassen. Donald Trump leider auch. Es sind also nicht die Gedanken an sich, die negativ oder positiv sind, es sind die Handlungen, die daraus folgen. Viele Gedanken, die ich damals hatte, habe ich auch heute noch, aber ich handle anders. Wenn ich also einen anstrengenden Tag habe und mein Kopf sich viel lieber damit auseinandersetzen will, was ich denn zu Mittag essen darf und was nicht, wäre ich früher losgelaufen und hätte mir eine Tomate gekauft oder eine Flasche Wasser. Heute packe ich meine Stullen aus oder setze mich mit Freunden in unser Lieblings-Lunch-Restaurant. Das bedeutet, ich bin permanent damit beschäftigt, meine Gedanken zu hinter-fragen und nicht per se als wahr abzustempeln. Was wollen die denn von mir? Was soll ich ihrer Meinung nach hier machen? Und ist das wirklich gut für mich oder schadet es mir?

Sich selbst infrage zu stellen ist ziemlich ätzend – wenn ich nicht einmal mir selbst glauben darf, bei wem soll ich denn dann damit anfangen? An dieser Stelle gibt es eine ganz entscheidende Erkenntnis: Du hast zwar Gedanken, aber du bist nicht deine Ge-danken. Wir sind viel mehr als das, was unser Kopf so den lieben langen Tag produziert. Wir sind Töchter, Söhne, Muttis und Vatis, Empfindungen, Vorlieben, Eigenheiten, Grübchen, Lieblingsmen-schen, Anti-Möger und Alles-Lieber, Emotionstiere, Superhirnis und Nichts-Checker.

Um wirklich herauszufinden, wie man eigentlich ist, benötigt es viel Zeit und Geduld. Beides gibt es in unserer Leistungsgesell-schaft nicht – dafür aber immer mehr Menschen, die mit Persön-lichkeitsstörungen, vermindertem Selbstwert und Identitätskrisen zu kämpfen haben. Erkennt man da etwa einen Zusammenhang?!

Eine Fähigkeit, die ich mir meinen Gedanken und meinem Kopf zuliebe angeeignet habe und täglich übe, ist zu akzeptieren. Ich akzeptiere, dass mein Kopf voll drauf steht, super viele Gedanken zu haben. Ich akzeptiere, dass nicht alle davon so sinnvoll sind. Ich akzeptiere, dass ich unterscheiden darf, welchen Gedanken ich Aufmerksamkeit schenke und welchen nicht. Und ich akzeptiere, dass mir dieses Akzeptieren an manchen Tagen richtig auf die Eierstöcke geht (denen geht es ja zum Glück noch gut – entschul-dige, schwarzer Humor ist ein Teil von mir, den ich akzeptiere).

Es kann wahnsinnig ermüdend sein, ein Leben zu führen und meinen Kopf zu haben. Klingt komisch? Ist aber so. Das Leben besteht aus Arbeiten, Freunde treffen, Weiterkommen, Ankom-men, Zu-Nichts-Kommen, Hobbys haben, Beziehungen pflegen, seinen Platz finden. Mein Kopf steckt voll schädlichem Gedankengut, das mich davon abbringen will oder es zumindest anzweifelt: „Nein, das ist nicht gut genug." „Nein, die ist aber doof." „Nein, das passt nicht zu dir." „Nein, es gibt noch etwas Besseres." „Nein, du darfst jetzt nicht entspannen." „Nein, das hat zu viel Zucker." „Zu viel Kohlenhydrate." „Zu viel Eiweiß." „Zu viel Natrium." „Zu viel von Dingen, die in der Werbung schlecht gemacht werden." „Nein, Grün steht dir nicht." „Nein, du darfst dich jetzt nicht auf das Buchschreiben konzentrieren, sondern musst dich dafür selbst hassen, dass du gerade ein Schokocroissant gegessen hast – und dazu auch noch einen Cappuccino trinkst, mit normaler Milch, die mindestens 3,5 Prozent im Fettanteil hat!" Traurige Randnotiz: Normale Dinge, die in normalen Lebensmitteln stecken, wie zum Beispiel das Fett in der Milch, aber auch der Zucker in Omas Apfelkuchen oder die Kohlenhydrate im italienischen Ciabatta, werden mehr und mehr von Superfoods und Powernahrung ersetzt, bis am Ende nichts mehr von dem „Normalen", dem Ursprünglichen, übrig bleibt. Eine Schlussfolgerung daraus ist, dass auch Menschen immer mehr den Bezug zum „Normalen" verlieren.

Manchmal stelle ich mir vor, wie sich so ein typischer Sonntagsfrühstückstisch mit der Zeit wohl verändert hat: Bei den Müllers vor zwanzig Jahren war er reich gedeckt mit frischem Landbrot, reiner Butter, für die es extra eine kleine Haube aus antikem Tischporzellan gab, selbst gemachter Marmelade, Honig aus der Region, nicht zu hart und nicht zu weich gekochten Eiern (natürlich von Hansi, dem Dorfbauern), frischer Milch, Äpfeln, Tomaten und Salatblättern aus dem eigenen Garten und einer gemischten Käse-Wurst-Platte, morgens an der Theke oder auf dem Wochenmarkt gekauft.

Und wie essen die Super-Müllers heute? Wenn es Brot gibt, dann muss es glutenfrei sein, Butter gibt es schon lange nicht mehr, Honig heißt jetzt Agavensirup, anstatt gekochter Eier gibt es Eiweiß-Ersatz-Omelett und Milch muss dem Soja-, Mandel-, Kokos-, Reis-, Chia-Drink weichen. Oder aber: Alles in den Mixer, heraus kommt ein Smoothie, der alles erdenklich Notwendige enthält. Wenn man dann noch Hunger hat, gibt's einen Riegel zum Nachtisch. Kein unnötiges Porzellan, platzsparend, weniger Abwasch und natürlich super gesund. Normal? Ja, klar: Wenn genügend Menschen etwas Bestimmtes tun, wird es irgendwann normal. War ja mit dem Lesen und Schreiben ähnlich.

Ok, weiter im eigentlichen Text: Es ist wichtig, den Mittelweg zu finden. Vielleicht fällt dir das bisweilen genauso schwer wir mir. Aber wäre es nicht toll, wenn der Kopf dem Leben genug Platz einräumte und das Leben dem Kopf seine Gedanken ließe? Im Idealfall würden die beiden sich so lieb haben, dass mein Kopf nur noch Gedanken hätte, die auch meinem Leben gefallen würden. Aber so eine Bilderbuch-Beziehung traue ich den beiden nicht zu und letztendlich ist das auch nicht notwendig, denn durch Reibungen entstehen bekanntlich oft die besten Erkenntnisse – und davon habe ich mittlerweile schon so viele, um ein ganzes Buch zu füllen.

Ich setze mich tagtäglich mit meinen Gedanken auseinander, versuche Unwahrheiten aufzudecken und meinen Weg zur Selbstakzeptanz zu ebnen. Mich nicht damit auseinandersetzen findet quasi nicht statt, schließlich kann ich meinen Kopf nicht ausschalten (Oh Gott, wäre das schön!). Aber ich kann ihn überlisten. Hier kommt wieder meine Rechts-Links-Schwäche ins Spiel: Auch wenn mein Gehirn gelernt hat, wahnsinnig gut parallel zu denken (die eine Hälfte denkt über (Nicht-)Essen nach, die andere erledigt den Rest), gibt es Situationen, in denen alle Synapsen meines geliebt-gehassten Cerebrums (für diesen Moment hatte ich sechs Jahre Latein) zusammenarbeiten müssen, damit etwas funktioniert.

Tanzen funktioniert nicht nur. Tanzen ist. Es ist für mich Leidenschaft, Loslassen, Sich-Hingeben, Fühlen, Einfach-Machen, Am-Leben-Sein. Seitdem ich regelmäßig Jazz/Modern/Lyrical Dance ausübe, habe ich eine neue Form von Lebensqualität kennengelernt. Diese Stunden sind eine Auszeit von meinem Kopfkampf, von Gedanken um Scheitern, um Erwartungen, um Essen, um Probleme, um Dinge, die man am liebsten aus dem Kopf haben will. Beim Tanzen heißt es für sie: Wir müssen leider draußen bleiben. Bis man eine Choreografie einstudiert hat, benötigt es viel Konzentration, die Schritte, Sprünge, Drehungen und Figuren in einem ansehnlichen Gesamtwerk zu vereinen. Wenn die Schritte sitzen, geht es aber erst richtig los.

Es ist wie bei der Musik: Was bringt es, wenn ein begnadeter Musiker ein atemberaubendes Stück komponiert, dessen Töne dann aber nicht durch seine Liebe, seine Hingabe zum Leben erweckt? Tanzschritte brauchen das Gefühl, den Ausdruck, deinen Ausdruck, dein eigenes Etwas, dein i-Tüpfelchen, deine Interpretation, dein Herz, dein Ich. Tanz ist ein Zusammenspiel von Körper und Geist – hier müssen, hier dürfen, die beiden zusammenarbeiten, um der Komposition eines bewegenden Kunstwerkes wirklich seinen Wert zu geben.

Für mich ist es ein großer Segen, dass ich solche Darbietungen mitgestalten und verkörpern darf. Mein Körper, der nie genug war, der sich nie schön und vollkommen fühlen durfte, wird zum Botschafter einer Passion, einer Selbsthingabe, eines atemberaubenden Großen und Ganzen, und das in einem Raum der Bewertungslosigkeit, in dem es nicht um Maße geht, nicht um Perfektion, sondern um das Maßlose und das erlaubte, fehlerhafte Sein.

Solche Wegzauber-Instrumente wie das Tanzen und Menschen, die es einem zeigen und es gemeinsam mit dir genießen, braucht jeder Mensch. Das kann genauso gut Häkeln oder Schachspielen, die Oma oder der Kioskverkäufer sein und sicherlich ist das Bedürfnis bei jedem ganz anders, aber gerade diejenigen unter uns, die schwermütige, depressive Phasen gewohnt sind, die regelmäßig im Gedankenstrudel heruntergespült werden und immer wieder in Kopfblockaden stecken bleiben, werden den Wert zu schätzen wissen, wenn diese Automatismen tatsächlich unterbrochen werden können. Unterbrochen heißt nicht aufgehoben – danach und davor geht es weiter, aber das ist es ja: Es geht weiter, es ist ein Weg und auf jedem Weg gibt es Momente, in denen man eine Pause braucht.

Pausieren heißt nicht verdrängen. Ich kenne es nur zu gut, wenn Wohlfühl-Aktivitäten missbraucht werden, um ein vorhandenes Problem unterschwellig zu unterstützen, anstatt dagegen zu wirken. Und damit wären wir wieder bei unserem heißgeliebten Hinterfragen: Wie viel tut mir gut? Aus welcher Motivation heraus fange ich an, den zehnten Pulli zu stricken, die siebte Runde Schach zu spielen, noch mehr Gewichte zu stemmen, das Laufbandtempo immer schneller als mein Nebenläufer einzustellen oder drei Tanzklassen hintereinander zu absolvieren? Ist es, weil es mir gerade guttut und ich abschalten kann, oder wird auch das zu einem Zwang, dem ich mich hingebe, um Probleme lediglich zu verdrängen oder sogar auf meine Wohlfühl-Aktivität zu übertragen.

Als ich mit dem Tanzen angefangen habe (bzw. wieder angefangen habe, denn wir erinnern uns an die gemeinsamen Bauchtanzstunden mit Larifarimogelzahn), merkte ich nach kurzer Zeit bereits, dass mein Ehrgeiz, mein Leistungsdenken auch vor dieser Leidenschaft nicht Halt machte. Mehr Kurse besuchen, mehr trainieren, besser werden – das kitzelte denselben Selbstzerstörungsmodus heraus, der mir auch ein lebensgefährliches Untergewicht verpasst hatte, und zwar mit austauschbaren Parolen wie „Mehr leisten", „Weniger essen", „Dünner werden".

Aufgehört zu tanzen habe ich nicht, denn erstens macht Weglaufen die Sache nicht besser und zweitens ist der Homo Sapiens nun einmal so gestrickt, dass er tiefe Überzeugungen und Handlungsmuster auf jeden Teil seines Lebens überträgt. Wenn du ein strebsamer, ehrgeiziger, ambitionierter, sehr aktiver Mensch bist, dann bist du das auch, wenn du ein Hobby ausübst. Auch wenn wir uns verschiedenen Dingen im Alltag widmen, unser Wesen bleibt dasselbe. Wir dürfen uns aber jedes Mal dazu entscheiden, diesen Verhaltensweisen eine Pause zu gönnen und sie nur dann einzusetzen, wenn sie wirklich gebraucht werden und zielführend sind.

So dankbar ich dafür bin, dass mich mein Ehrgeiz und „leicht" perfektionistisches Denken in meiner journalistischen Arbeit auch heute noch zu bemerkenswerten Ergebnissen bringen, wünschte ich mir, diesen Ansporn einfach abschalten zu können, wenn ich ihn nicht brauche.

Zum Beispiel auf der Yogamatte: Yoga lehrt den Praktizierenden Achtsamkeit, Körpergefühl, Wohlfühl-Bewegungen und den Mut, nur so weit in gewisse Positionen zu gehen, wie es sich gut und stimmig anfühlt. Es geht auch darum, Blockaden zu lösen und herausfordernden Übungen mithilfe des Atmens zu begegnen, ohne gleich aufzugeben. Doch die oberste Regel lautet: Hör auf deinen Körper. Er sagt dir, was er jetzt braucht und genau das – nicht mehr, nicht weniger – darfst du ihm geben. Das hört sich zwar alles nach ganz viel Peace'n'Love an, doch Yoga ist schon längst zum Trendsport mutiert, und wenn ich in Berlin eine Yogastunde besuche, habe ich nicht nur ständig einen Fuß im Gesicht, weil der Raum so voll ist, sondern beobachte auch immer wieder Menschen, die kein Halten kennen und keine Vorsicht walten lassen (Ja, ich weiß, ich sollte mich eigentlich nur auf mich konzentrieren – meine Ausrede ist „Berufskrankheit" und deine…?). Am besten sind die Stunden, die in einem Raum mit Spiegel stattfinden – super Idee, so kann ich mich noch besser sehen, bewerten, mit anderen vergleichen und weiß am Ende sicher ganz genau, wie es meinem guten, schönen, vollends akzeptierten Körper geht. Ironie aus. Deswegen gehe ich in Berlin nur noch in Ausnahmefällen zum Yoga und zwar dann, wenn ich wirklich in mir einen so festen Bezugspunkt habe, dass ich mich bewusst anderen Einflüssen aussetzen kann, ohne mich selbst davon beeinträchtigen zu lassen.

Anders sieht das aus, wenn ich reise: Vor allem in Vietnam (wo der Großteil dieses Buches entstanden ist), habe ich eine viel friedvollere, körperorientierte Form des Yogas erleben dürfen. Die eigentliche Bereicherung daran ist die, dass es mich trotzdem fordert und weiterbringt. Nur, weil wir nicht immer unseren Anspruch an Bewegung mit aller Gewalt durchsetzen, heißt es nicht, dass die Bewegung weniger effektiv ist. Im Gegenteil: Diese Art von Yogastunde tut meinem Körper, meiner Fitness und der Beziehung von Atmung und Anstrengung enorm gut.

Die eigentliche Kunst besteht also darin, meine eigenen Vorstellungen im Kopf loszulassen, die Kontrolle abzugeben und darauf zu vertrauen, dass mein Körper kein fauler, nasser Sitzsack ist, sondern die Bewegung genauso bereichernd findet wie mein Kopf, mit dem entscheidenden Unterschied, dass er auch weiß, wie es geht und wie es mich nicht langfristig kaputt macht. Das kann bedeuten, dass man nicht immer schneller als der Nebenmann laufen muss, keine extra Lady-Pushups macht, nicht noch das nächste Bootcamp-Programm besucht, nach einer Tanzstunde nach Hause geht oder aufhört, noch mehr Kilos an die Stange zu hängen, wenn der Oberarm längst schon einem vibrierenden Massagekissen gleicht, weil er so stark zittert.

Das heißt definitiv nicht, dass man diese Aktivitäten aufgeben muss. Man muss nur den Wohlfühl-Faktor beziehungsweise das

Wohlfühl-Maß finden und sich daran halten. Habe ich am Ende einer Sport- oder Aktivitätseinheit etwas Gutes für mein Ego gemacht, für mein Leistungstier, oder hat es mir als ganzheitlicher Mensch gutgetan? Das herauszufinden ist auch für mich immer wieder eine große Herausforderung und der Grat oft sehr schmal. Schnell sagen wir: „Das hat jetzt gutgetan." Doch welche Stimme sagt das?

Umso interessanter habe ich die Unterschiede zwischen Berliner und Vietnamesischer Yogastunde empfunden: In einer getriebenen, großen, aufregenden, über die Maße reizvollen damit aber auch herausfordernden Stadt, in der Menschen nicht mehr nur „arm aber sexy" sind, sondern immer mehr zu Getriebenen ihrer Erwartungen und ihres Umfeldes werden, empfindet man auch ursprünglich ausgeglichene Tätigkeiten wie Yoga viel getriebener und stressvoller als an einem Ort, an dem Menschen größtenteils aus Zwecken der Selbstfindung oder Entspannung zusammenkommen. Doch auch hier: Wie oft habe ich in Vietnam Gespräche über die verzweifelte Suche nach einem Selbstwert oder sogar einem Selbst-Sinn geführt und Menschen kennengelernt, die etliche Yogastunden pro Woche geben, anderen die Botschaft von „Liebt euch selbst, die anderen und das Leben" weitergeben, doch ihr eigenes Ich in dieser Hinsicht völlig verkümmern lassen.

Knut Jöbges arbeitet als integrativer Bewegungs- und Achtsamkeitstherapeut, hat Sinologie studiert und ist nebenberuflich als Qigong-Ausbilder tätig. Für ihn ist die Integration von Achtsamkeit in den Alltag ein lebenslanges Lernen, welchem er sich selbst Tag für Tag annimmt und stets darum bemüht ist, Grundideen und Haltungen an Patienten weiterzugeben. So auch an mich (an entsprechender Stelle mehr dazu).

Durch Jöbges habe ich die Kunst der Achtsamkeit auch in meinem Leben entdeckt und darin ein wichtiges Instrument, mehr im Hier und Jetzt anstatt in Erwartungen und „Könnte-Aber-Noch-

Besser-Sein-Illusionen" zu leben. Der Therapeut sagt zwar, dass wir unsere Eigenschaften nicht einfach an- und ausschalten können, aber wir können sie entwickeln, fördern oder eben verkümmern lassen. Das heißt auch, dass wir die Freiheit haben, ständigem Aktivismus bewusst entgegenzutreten und stattdessen passiv teilzunehmen, nicht nur beim Yoga, sondern immer und überall, wenn wir es zulassen. Passiv sein heißt nicht „weg" sein und sein Gehirn ausschalten, aber es kann zum Beispiel bedeuten, nicht mehr zu tun als zu beobachten und zu spüren – egal, was man sieht und egal, was man fühlt, man lässt es einfach da.

Ich muss mir also nichts verdienen, ich muss nicht 15 Kilometer laufen, um mein Soll erfüllt zu haben, ich muss nicht drei Stunden tanzen, um zu sagen „Jetzt ist mal genug", ich muss nicht immer die Letzte sein, die aus dem Fitnesstempel geht, um mich bestätigt zu fühlen. Ich darf auch „nur" so viel machen, dass ich am Ende noch etwas Lebenspuste übrig habe und nicht irgendwo zwischen Selbstgeißelung und ungezügelter Leistungsoptimierung herumhechele, wie eine gejagte Katze, die gerade ein Wollknäuel verschluckt hat und sich stöhnend vorwärtsschleppt. Ich darf mich danach gut fühlen und muss nicht völlig erledigt und schlapp sein.

Und jetzt kommt's, womit wir wieder beim passiven Dasein-Lassen wären: Ich darf mich danach auch einmal *nicht* gut fühlen. „Es ist nur ein Ego-Spiel, dass es sich gut anfühlen *muss*. Letztendlich fühlt es sich an, wie es sich anfühlt – wir dürfen uns erlauben, uns gut zu fühlen und uns erlauben, uns schlecht zu fühlen", so Jöbges und trifft damit mitten in mein eigenes, riesiges Anforderungsloch. Ich darf also das, was ich gerne tue, in dem Maße tun, dass ich es immer und immer wieder gerne tue. Wichtig ist, das Maß zu kennen und nicht über seine Grenzen hinauszugehen, nur um sein Ego zu befriedigen. Dennoch ist das keine Garantie dafür, dass ich mich jedes Mal danach wie Superwoman oder Spiderman fühle. Es gibt schlechte Tage, jeder Tag fühlt sich anders an, wir selbst fühlen uns an jedem Tag anders an und wir können unser Empfinden nicht vorprogrammieren.

Aber was wir können, und das meint auch Jöbges an dieser Stelle: Wir dürfen unser Empfinden einfach auf uns zukommen lassen. Mit anderen seiner Lieblingsworte, die ich heute noch oft von ihm hören darf – stets in der Sie-Form, um auch in verzweifelten Lebenslagen den gegenseitigen Respekt und die Botschaft „Ich nehme Sie und Ihr Problem ernst" deutlicher zu vermitteln – : „Muten Sie sich dem Leben und sich selbst doch einfach mal zu, und zwar so, wie Sie sind."

Das tun, was man gerne tut – hört sich für einige vielleicht einfach an, schließlich ist es ganz normal (ach, wie ich dieses Wort NICHT mag), das zu tun, was man gerne tut. Aber es gibt immer mehr unter uns, die es sich nicht mehr erlauben können zu entspannen oder etwas Entspannendes in ihren vollgepackten Alltag zu integrieren. Ich halte mir immer die drei Ws (nein, nicht das World Wide Web) vor Augen, die es in jeden Tagesablauf schaffen sollten: Wohlfühl-Orte, Wohlfühl-Menschen und Wohlfühl-Aktivitäten. Das Heimtückische daran ist zu erkennen, was und wer mir wirklich guttut.

Mein Leistungskopf sagt: „Orientiere dich immer nur an denen, die besser sind als du. Selbst wenn du im Fitnessstudio bist, solltest du dich nur mit Menschen umgeben, die dich so richtig pushen." Wenn ich aber eh schon mein Leben auf der Überholspur verbringe, brauche ich in meiner Freizeit einen Ausgleich vom Vollgas. Ich brauche jemanden, der mir zeigt, wie schön es ist, im ersten Gang herumzutingeln, aus dem Fenster zu schauen und so viele bisher unentdeckte Dinge zu sehen – Bäume, Wiesen, Blumen, die zuvor im Düsenjetmodus einfach so verschwommen vorbeizogen, zu leblosen Geschwindigkeitsopfern wurden, keinen Halt wert, nicht einmal einen Blick, ja selbst die pure Wahrnehmung wäre schon vergeudete Zeit.

Doch die meisten von uns geben nach der Arbeit erst so richtig Gas. Nach ihrem mindestens Zehn-Stunden-Tag hasten sie ins Fitnessstudio, mühen sich an Laufband, Crosstrainer und Gewichten ab, nicht unbedingt, weil sie Lust darauf haben, aber weil sie morgen im Büro stolz erzählen wollen, wie fleißig sie nach dem Meeting noch waren. Oder weil sie einfach dem Schönheitsideal entsprechen wollen, das um sie herum herrscht. Wie sagte mir ein junger Arzt, den ich in Laos auf dem Slow Boat getroffen habe, und mit dem ich über all die Themen stundenlang philosophierte: „Ich als Mediziner weiß, wie schädlich das ganze Gewichte-Stemmen für meinen Körper ist und dass es viel gesünder wäre, wenn ich morgens bei frischer Luft eine Runde laufen würde. Ich geh trotzdem in die Muckibude, weil ich eben nicht nach Joggen aussehen will." Genau das ist das Problem: Es fühlt sich nicht gut an, aber es sieht gut aus. Im Zweifelsfall entscheiden wir uns für das Äußere, für das, was wir dem Spiegel und anderen Mitstreitern präsentieren.

Nicht nur im Arbeitsleben versuchen wir stets, das Beste zu ergattern, sondern auch bei unserer Freizeit, unseren Hobbys. Wir reden uns ein, dass wir dieses oder jenes total gerne machen, obwohl wir nur eines daran wirklich gut finden: Das Lob der anderen. Nach dem Sport geht es zu diversen sozialen Pflichtstunden – den Bekannten endlich mal treffen, das Lokal ausprobieren oder den Abend für ein Geschäftsessen bzw. Businessdrink nutzen. Einfach nach Hause auf die Couch? Beine hoch, Augen zu. Mit niemandem mehr reden außer vielleicht mit dem Lieferservice. Oder einen chilligen Filmeabend mit Freunden, Chips, Cola und Disney. Ich bin mir sicher, dass genau das eine Menge Menschen gerne tun würden, zumindest ab und zu, doch die allerwenigsten können es sich gönnen.

Maria kann das. Und genau deswegen ist sie einer meiner Lieblings-Wohlfühlmenschen – mit ihr läuft die Zeit irgendwie immer langsamer und viel bedachter ab. Wenn wir uns sehen, weiß ich ganz genau: Hier muss ich nicht schnell reden, schnell informieren, schnell sein; hier geht es nicht darum zu zeigen, was ich Tolles kann; hier werde ich einfach so genommen wie ich bin. Sie ist für mich ein wichtiges Vorbild, Leistung nicht überzubewerten und genügend Raum für Entspannung und andere Lebensinhalte zu lassen. Wenn ich wieder in meine Hamsterrad-Falle trete, halte ich mir manchmal vor Augen, wie Maria jetzt wohl reagieren würde. Das hilft mir, meine eigenen Reflexe zu hinterfragen, denn dann erkenne ich: Stimmt, so könnte man es auch machen, das wäre tatsächlich viel stressfreier.

Mein Lieblingsrotschopf und ich treffen uns oft in unserem Standard-Café, vergessen den Trubel um uns herum und tauschen uns darüber aus, was uns bewegt. Ganz typisch für Maria ist es, meine Sätze zu vervollständigen und mitzureden – das finde ich so süß und herzlich. Anfangs war es etwas seltsam und andere Menschen mögen es als unangenehm oder bevormundend empfinden, aber mittlerweile freue ich mich jedes Mal darauf; es zeigt, wie sehr sie mich versteht und sich in meine Welt einfühlt. Diese Wohlfühloase, diese Ruhepausen, dieses Gemeinsam-mal-stehen-bleiben möchte ich wirklich nicht missen in meinem Leben.

Also, was fehlt mir, um ausgeglichen zu sein? Wenn ich es weiß, frage ich mich: Wo finde ich das? Bei welcher Tätigkeit finde ich es? Und wer kann mir dabei helfen? (Das können Freunde, Glaubensschwestern, Yogis oder Therapeuten sein – bei mir ist jeder davon dabei.) Leider sieht die Realität so aus, dass wir gerne nach Schema F vorgehen und uns nur sehr, sehr, sehr ungerne aus unserer Komfortzone wegbewegen.

Mir ist es zum Beispiel peinlich zuzugeben, dass es mir schwerfällt, weniger zu machen. Warum? Jenifer Girke macht nie weniger. Sie ist die, die immer mehr macht. Punkt. Meine Komfortzone, in der mich jeder sieht und wahrnimmt. Beispiel: Wenn ich in Vietnam auf der Yogamatte stand, merkte man schnell, dass ich keine Anfängerin war. Wenn es eine anstrengendere Variante einer Position gab, griff ich meistens darauf zurück. Das sahen die Lehrer und dachten: Ok, hier kann ich also den Schwierigkeitsgrad etwas anziehen.

Eines Abends war ich in einer Klasse Zen Yoga, ohne zu wissen, dass Zen dasselbe wie Yin Yoga ist, also eine reine Stretch-Klasse, in der man eine Pose mehrere Minuten lang hält und allein die Schwerkraft an dem Körper wirken lässt, um ihn in seine ursprüngliche, entspannte Position zu begleiten. Es war ein harter Tag, ich fühlte mich ziemlich ausgelaugt und erschöpft. Die fünfundzwanzig Minuten Radweg durch 35 Grad plus gaben mir den Rest. Gerade noch rechtzeitig, triefend und gestresst eilte ich zur schon bereitgelegten Yogamatte und zwei pinken Blöcken. Als ich eine Weile so dalag, dachte ich: „Boah Jeni, was machst du hier? Ich dachte, das wird anstrengend und nicht einschläfernd. Du hättest ja locker noch das eine Buchkapitel zu Ende schreiben können, stattdessen hältst du deine Füße in der Hand, liegst auf dem Rücken wie ein Baby, das gewickelt werden will, und hörst immer und immer wieder, dass du dich entspannen sollst." Fünfundsiebzig Minuten, die mir die Erlaubnis gaben, ohne Anstrengung, ohne Muskelkraft, einfach nur meinen Körper Körper sein zu lassen und hinzuspüren, wo er besondere Aufmerksamkeit brauchte, wo meine Seele besondere Aufmerksamkeit brauchte, wie es mir überhaupt ging.

Da bin ich also und habe eigentlich genau das, was ich brauche – eigentlich, denn ich erkenne nicht oder sehe nicht ein, dass ich das gerade brauche. Bevor wir uns also auf die Suche nach den drei Ws machen, müssen wir achtsam für das werden, was diese drei Ws denn wirklich sind und wie wir sie von dem unterscheiden, was wir uns gerne einreden würden. Als ich nach der Stunde mit der Yogalehrerin ins Gespräch kam, erzählte ich ihr von meinen Gedanken – sie lächelte sanft: „Ja, das habe ich gesehen. Wenn eine Übung zu Ende ging und ich sagte, jetzt atmen wir noch drei Mal tief durch, um wirklich loszulassen, hast du das Gegenteil gemacht, deine Muskeln angespannt und extra angezogen, um dich möglichst tief in die Dehnung zu zwingen. Aber das ist nicht das, was dein Körper in dem Moment wollte, sondern das, was dein Kopf entschieden hat." Ich fühlte mich ertappt. Sie hatte absolut recht. Immer, wenn eine Sequenz zu Ende ging, wollte ich durch Anstrengung ein „Mehr", ein „Extra", ein „So-hat-es-sich-wenigstens-gelohnt-Zeichen" setzen. Es folgte ein sehr ehrlicher Austausch über das Nicht-Loslassen-Können, das Nicht-Entspannen-Können und den eigenen Schweinehund, der mich viel zu selten aus dem „Ich-muss-aber-Zwinger" lässt. Am Ende verabredeten wir uns für eine weitere Stunde Zen Yoga.

Auch hier wird deutlich: Selbst wenn mein Automatismus sagt: „Ey, da gehst du sicher nie wieder hin, so ein Softie-Zeug", kann ich reflektierend eine Gegenentscheidung treffen und sagen: „Doch, genau da gehe ich wieder hin, weil ich weiß, dass es mir guttut." Überraschenderweise habe ich noch an demselben Abend gemerkt, dass es mir tatsächlich gutgetan hatte: Ich fühlte mich entspannt und ausgeglichen, konnte sofort einschlafen und hatte weniger Laptop-Nackenschmerzen. Je mehr solcher positiven Erfahrungen man sammelt, desto einfacher wird es, sich gegen das Schema F zu entscheiden und sich auch aus der Komfortzone herauszubewegen.

Momentan lerne ich noch, dazu zu stehen, auch mal schwach sein zu dürfen und nicht immer mit einer übertriebenen Überperformance punkten zu wollen. Natürlich gefällt es mir, dass ich einen Kopfstand kann und ja, zugegeben, diverse Fotos davon schmücken meine Facebook-Timeline. Viel cooler fände ich aber ein Foto, auf dem jemand einfach mal nur daliegt, Totenstellung, Savasana, die absolute Endentspannung (und insgeheim der Teil einer Yogastunde, auf den sich jeder – auch ich – von Beginn an freut). Oder ein Foto, auf dem man gerade im Kopfstand umfällt. Genau so auch bei diesen ganzen Fitness-Apps: Jeder postet, wie viele Kilometer er gelaufen ist, aber niemand verrät, wie oft er zwischendurch gehen musste, weil das Seitenstechen zu stark wurde. Immer nur das Ergebnis zeigen und vorgeben, es mit links geschafft zu haben, nicht aber den Weg, die Entbehrungen, die Opfer, all das, was eben nicht zur sozialen Superscheinwelt passt. Sozial ist das nicht, im Gegenteil, denn es vermittelt den Rezipienten nur ein Gefühl von „Ich muss das jetzt auch schaffen, und zwar genau so locker-flockig."

Es geht nicht darum, etwas zu erzählen oder andere an etwas teilhaben zu lassen, sondern die Bestätigung für etwas zu erhalten, das in vielen Fällen gar nicht so ablief wie es Facebook vorgibt. Ich müsste das Foto in der Totenstellung so betiteln: „Hard work." Denn mir fällt es viel schwerer, nichts zu tun als etwas zu tun, weniger zu machen, als mehr zu machen, gerade das Nötigste des Geforderten anstatt viel zu viel von allem.

Leider wird jemand, der in dem Sich-Zu-Sehr-Anstrengen eine Notwendigkeit für Veränderung sieht, schnell als verrückt abgestempelt, schließlich ist genau das die Lebensader unserer Arbeitsgesellschaft: Anstrengung, und zwar mehr und besser als alle anderen. Dabei besteht durchaus die Chance, dass viele von uns wissen, wie schädlich diese Lebensweise ist. Aber wir versuchen durchzuhalten, uns irgendwie durchzuquälen, da es uns als das kleinere Übel erscheint, so Jöbges: „Alle haben die gleichen Ängste und Sehnsüchte, machen sich nur unterschiedlich viel vor. Die Reaktion ist Abwehr, weil bei einem ernsten Darauf-Eingehen alle das System und damit sich selbst (was noch viel schwieriger ist) ändern müssten."

Genau dieses ernste Darauf-Eingehen hätte ich gebraucht, doch ich konnte es nicht einmal offen ansprechen. Wie sollte das denn auch klingen? „Lieber Chef, ich habe das Gefühl, ich leiste zu viel und mache einen zu guten Job. Noch funktioniert das zwar, aber in Zukunft würde ich gerne weniger machen. Ist das ok?" Jap, genau. Dann pack ich mal meine Sachen ein und lass den Nächsten in der „Hamsterrad-Männchen-Schlange" meinen Job machen.

Oder auch in der Gegenwart von Bekannten: „Ey Leute, ich sehe zwar immer so fit aus und mache das auch echt super gerne, aber eigentlich wünschte ich mir, ich wäre nicht so gut in allem und könnte einfach mal nichts machen." Am besten setzt man noch ein „So wie ihr das immer macht" hinterher. Mehr als Kopfschütteln und einen dieser Blicke à la „Boah, bist du arrogant, du kannst mich mal" würde ich wohl kaum ernten. Vermutlich noch diesen Spruch, den man schnell und gerne sagt: „Du hast Probleme … "

Ja, stimmt. Denn das ist ein Problem. Ein sehr ernsthaftes sogar. Eines, das dich im Zweifelsfall umbringen kann. Mich hatte es fast so weit.

SPIELER UND
GEGENSPIELER

Deine Tür knarrt. Was tust du? Ölst du sie,
damit sie wieder geschmeidig ins Schloss fällt oder
ärgerst du dich so lange, bis du einfach aufhörst,
sie zu öffnen?

J.G.

Welt Nummer 1:

Überstunden. Sportwagen.
Meeting-Marathon. Gucci-Kleid.
Chefsessel. Rolexträger.
Kein Urlaub. Hummer zu Mittag.

Mehr Leistung. Mehr Geld.
Mehr Geld. Mehr Macht.
Mehr Macht. Mehr Kontrolle.
Mehr Kontrolle. Mehr Zufriedenheit.

Das ist die eine Wahrheit, in der viele Menschen leben, und zwar
sehr gerne, deswegen reden sie oft darüber.

Welt Nummer 2:

Überstunden. Müdigkeit.
Meeting-Marathon. Familie nicht gesehen.
Chefsessel. Kaum Schlaf.
Kein Urlaub. Erschöpfung.

Mehr Leistung. Weniger Ausgleich.
Mehr Geld. Weniger Zeit, um es auszugeben.
Mehr Macht. Weniger Zufriedenheit.
Mehr Kontrolle. Weniger Entspannung.

Das ist die andere Wahrheit, in der viele Menschen leben, und zwar sehr ungerne, deshalb reden sie nie darüber.

Das sind – wenn auch etwas banal und provokant skizziert – die Parallelwelten unserer Zeit. Welt Nummer 1 ist die, die wir nach außen hin gerne präsentieren, Welt Nummer 2 ist die, die wir lieber im Verborgenen lassen. Beide sind Teil der Realität, doch die meisten konzentrieren sich lieber auf Nummer 1. Dass Leistung auch Opfer mit sich bringt, will man nicht hören und versteift sich mit Scheuklappen überzogenen Designer-Brillen auf das, was glitzert und glänzt. Wir lernen und werden gelehrt zu leisten, doch niemand bringt uns bei, nicht zu leisten und zu entspannen. Spieler und Gegenspieler. Yin und Yang.

Versteh mich bitte nicht falsch: Ich habe weder ein Gucci-Kleid noch eine Rolexuhr, mein Sportwagen ist ein Fahrrad und von dem Preis einer Hummer-Mahlzeit ernähre ich mich wahrscheinlich einen ganzen Monat lang (ehrlich gesagt, habe ich keinen Schimmer, wie viel Hummer kostet und als Vegetarierin interessiert es mich auch nicht. Gojibeeren und ihre Superfood-Freunde sind aber vielleicht ähnlich dämlich-teuer). Mir ist bewusst, dass es auch in den kapitalistischen Systemen einen Haufen Menschen gibt, die tagtäglich ums Überleben kämpfen.

Als meine Mutter drei Kinder – zeitweise ohne die ihr zustehende, finanzielle Unterstützung – durchfüttern musste, erlebten wir sehr spürbar, was es bedeutet, am Rande des Existenzminimums zu leben. Ich war zwölf Jahre alt, als es einmal an der Tür klingelte und ein Gerichtsvollzieher vor mir stand. Er schaute sich in der Wohnung um und sagte schließlich, dass er das Sofa mitnehmen müsse, denn das sehe zu wertvoll aus. Zum Glück war meine Großmutter gerade zu Besuch und konnte ihm belegen, dass sie die Couch bezahlt hatte, als Geschenk an meine Mutter. Andernfalls hätte er sie gepfändet.

Ob nun alleinerziehende Mütter und Väter oder anderweitig Benachteiligte in der Gesellschaft – es gibt auch in unserem System viele Nischen, in die man trotz Bildung und Anstrengung fallen kann und sich in täglichen Kämpfen an Supermarktkassen oder beim Öffnen des nächsten Rechnungsbriefes (wenn es nur bei einer Rechnung bleiben würde …) wiederfindet. Natürlich gibt es für Menschen, die so ein Leben führen, mehr als genug Gründe, unter dauernder Anspannung zu sein. Und auch wenn die Mittel für Entspannung im Sinne von Hotelurlaub, Saunabesuch oder Massage fehlen, ist selbst das Füße-Hoch-Legen oder der Mittagsschlaf nur selten Bestandteil des Alltages.

Doch auch hier gilt, dass wir nicht Sklaven unserer Umstände sind. Denken kostet nämlich nichts und egal, welche Probleme unser Alltag bereithält, haben wir stets die Wahl, wie wir diesen Problemen begegnen, ob mit An- oder Entspannung, mit Zuversicht oder Verzweiflung.

In der Biologie spricht man von dem vegetativen Nervensystem (VNS), das aus zwei funktionellen Gegenspielern besteht: dem sympathischen Nervensystem (Sympathikus) und dem parasympathischen Nervensystem (Parasympathikus). Dr. Dr. Michael Despeghel habe ich schon für einige Artikel rund um die Themen Lebenscoaching, Sport und körperliches Wohlempfinden interviewt und mit ihm so manchen Lifestyle-Trend (meist kritisch) beleuchtet. Der Gesundheitsexperte trifft in seiner Arbeit immer wieder auf Menschen, die sich einer tiefen Unausgeglichenheit ausgesetzt fühlen: „Wir stellen fest, dass wir in einer Welt leben, die immer hektischer ist und in der es immer schwerer ist, trotz aller Nöte und Bedürfnisse noch Ruhe und Entspannung zu finden. Man verliert sich und fühlt sich unwohl, dahinter versteckt sich der Wunsch, sich wieder finden zu wollen und tief im Inneren eine Quelle des Friedens und Wohlbefindens zu finden." Teilweise ist diese Disharmonie im Körper auch auf das VNS zurückzuführen. Der Fachmann beschreibt es so: „Während das sympathische Nervensystem den Menschen in Anspannung versetzt, Herzschlag und Atmung beschleunigt und den ganzen Körper auf eine Kampf- oder Fluchtreaktion einstellt, ist der Parasympathikus primär für Prozesse der Entspannung und Regeneration zuständig. Funktioniert das Zusammenspiel zwischen Sympathikus und Parasympathikus nicht richtig, werden die Symptome manchmal als vegetative Dystonie eingeordnet."

Die Beschwerden richteten sich danach, ob sich das Spannungsverhältnis zugunsten des Sympathikus oder des Parasympathikus verschoben habe. Menschen mit einer verstärkten Sympathikusaktivität (Sympathikotonie) neigten demnach zu Nervosität, Herzrasen, erhöhtem Blutdruck und Durchfall. Ist dagegen der Parasympathikus dominant (Vagotonie), könne dies mit einem niedrigen Blutdruck, kalten Händen und Füßen, Antriebslosigkeit und Verstopfung einhergehen, so Despeghel. Einfacher gesagt: Ist man psychisch unausgeglichen, unter Dauerstress, kann nicht entspannen und findet keine Ruhe mehr, wirkt sich das auch auf physischer Ebene aus, was man an den psychosomatischen Symptomen erkennt, also an spürbaren, oft schmerzhaften Körperreaktionen.

Der Gesundheitsexperte sieht in gezielten Verhaltensübungen eine große Chance, dieser Imbalance entgegenzuwirken, zum Beispiel mit Achtsamkeit: „Die Symptome wie Müdigkeit, Erschöpfung und Ausgebranntsein sind letztendlich Zeichen eines falschen Umgangs mit uns selbst und signalisieren uns ‚Hey, hier stimmt etwas nicht in meinem Leben‘ und brauchen besondere Aufmerksamkeit.“ Damit könne man heutzutage nur noch dann umgehen, wenn es gelinge, Ängste, Stress und Erschöpfung erfolgreich in den Griff zu bekommen und dazu sei es auch ganz wichtig, sich mit dem Thema Achtsamkeit zu beschäftigen, so Despeghel: „Achtsamkeitstraining kann helfen die Interaktion zwischen den beiden Nervensystemen zu optimieren. Dadurch können die Symptome der vegetativen Dystonie positiv beeinflusst werden.“

Man kann diesbezüglich zwar keine allgemein gültige Aussage treffen, dennoch liegt der Zusammenhang sehr nahe, dass auch Burnout, Überforderung und Depressionen infolge eines zu gering ausgeprägten Parasympathikus verstärkt werden können, was im Umkehrschluss bedeutet, dass gezieltes Training und der Aufbau des Parasympathikus helfen kann, diesen Krankheiten entgegenzuwirken. Achtsamkeit ist da ein möglicher Ansatz, wobei der Experte betont, dass jeder Mensch anders darauf reagiert und psychische Prozesse sehr viel komplexer und individueller ablaufen, als dass es eine Einheitslösung geben könne. Dennoch sehe er in der achtsamen Betrachtungsweise des eigenen Lebens und Handelns eine große Heilungsquelle: „Ganz entscheidend ist nicht der Ausgangspunkt der Dinge, die uns belasten, sondern unsere Haltung. Wenn ich die subjektiv besser einschätzen kann und bereit bin, den Weg zu einem erhöhten Wohlbefinden zu gehen – durch Veränderung meiner Einstellung, meines Verhaltens und eventuell der

Verhältnisse – sind solche Probleme lösbar. Bleibt aber alles beim Alten und will ich das Hamsterrad nicht verlassen, drohen Depression und andere Erkrankungen."

Auch aus psychotherapeutischer Sicht von Achtsamkeitstherapeut Knut Jöbges ist die richtige Gewichtung von Anspannung (Leistung, Arbeiten, Stress) und Entspannung (Chillen, Hinfläzen, Relaxen, Füße hoch) enorm wichtig, um gesund zu bleiben: „Dieses Wechselspiel ist notwendig, weil wir alle immer zwischen Polen leben. Wenn ich an einer Seite bleibe oder bleiben will, zerbricht das System. Alles ist ein Mehr-oder-Weniger, das Leben spielt sich nicht in Weiß und Schwarz, sondern stets in Grautönen ab. Wir brauchen Entspannung, um wieder leisten zu können und wir brauchen Leistung, um Zufriedenheit und Genuss zu erleben."
Warum dennoch so viele Menschen nicht entspannen können, erklärt Jöbges folgendermaßen: „Es ist Angst. Angst vor Entspannung heißt Angst vor dem Loslassen, dem Seinlassen, was wiederum viele mit Kontrollverlust verbinden. Anspannung ist eine früher sinnvolle Reaktion gewesen auf empfundene Gefahr und empfundenen Kontrollverlust."
Grundsätzlich sei dieser Automatismus auch heute noch sinnvoll, wenn er seinem ursprünglich gedachten Zweck dienen würde. Doch heute sähen wir in vielen ungefährlichen, nicht bedrohlichen Dingen bereits eine Gefahr, sodass wir andauernd unter Stress stünden, beziehungsweise uns andauernd unter diesen Stress stellten: „Sobald Loslassen droht, wird die angstauslösende Erfahrung im Körper erinnert und er bleibt lieber in der Spannung", so der Therapeut.
Das erinnert mich an mein eigenes Verhalten: Selbst als ich mich in einem gefährlichen Untergewicht befand, habe ich Zunehmen mit Kontrollverlust verbunden. Kalorien waren eine eingebildete Gefahr, die ich nicht an mich heranlassen wollte. Natürlich

standen sie nur stellvertretend für andere Sehnsüchte: Zunehmen war für mich der Anfang von Spott, von Dicksein, nicht geliebt werden, nicht gesehen werden, nicht schön sein. Andere empfinden ähnliche Bedrohungen, wenn sie ihrer Sucht, ihren Zwängen oder ihrem Zu-Viel hinterherrennen, zum Beispiel weniger Sport treiben oder weniger arbeiten – um die (utopische, nie eintreffende) Gefahr zu umgehen, weniger fit zu sein oder weniger erfolgreich, bleibt man in der Anspannung und rackert weiter. Man strapaziert also sein sympathisches Nervensystem immer mehr und bringt den Körper in ein völliges Ungleichgewicht. Die Waage von Spannung und Entspannung gerät in Schieflage – und wir nicht selten auf die schiefe Bahn.

Doch genug wissenschaftliche Wissensvermittlung, zurück zu uns: Woher kommt dieser Drang, nur noch als leistendes Dauerlastenpferd durch die Welt zu galoppieren? Ist es wirklich nur die böse, böse Gesellschaft? Nein, sagt Jöbges: „Es braucht immer zwei: genetische Veranlagung und auslösende Faktoren. Gegen Leistung ist nichts einzuwenden, wenn das Gefühl, das Gehalten-Werden, stimmt."

Das bedeutet zum einen, dass es wichtig ist, wie wir unser soziales Umfeld aufstellen. Suchen wir uns bewusst genauso getriebene Hamster aus, wie wir es selbst sind, um mit ihnen in der Freizeit zu diskutieren, wie wir noch mehr Optimierung in unser Leben bringen? Oder umgeben wir uns mit Gegenpolen, mit ruhigen Seelen, die uns allein durch ihre Anwesenheit entschleunigen? Die nicht alles so bitterernst nehmen, was Leistung und Erfolg angeht, die uns und unser Inneres dafür aber umso ernster nehmen.

Zum anderen hat auch unsere Herkunft und Erziehung einen großen Einfluss darauf, wie wir unsere Leistung im späteren Erwachsenenleben einschätzen und vor allem wertschätzen. Waren wir es stets gewohnt, angenommen und unabhängig von Schulnoten geliebt zu werden, dann werden wir uns auch später nicht einzig und allein darauf versteifen. Denn, so sagt auch Jöbges: „Erschöpfung ist eine Folge von zu wenig Erholung und Regeneration. Wir können echt viel leisten und auch aushalten, wenn wir genügend Kraftquellen haben. Aber wenn es nur um Leistung geht, fehlt das, was Menschen wirklich brauchen." Und das, was wir Menschen wirklich brauchen, ist eben nicht Ansehen oder Ruhm, sondern viel mehr Dasein-Dürfen, Zuwendung und Liebe.

Mein Vater war stets darauf bedacht, die bestmögliche Leistung aus uns Kindern zu holen – das machte uns zu guten Schülern und Vorzeigekindern mit perfekten Tischmanieren, und ihn machte es stolz. Mich machte es alles andere als glücklich und ehrlich gesagt, bin ich so viel glücklicher und zufriedener, wenn er mich heute in den Arm nimmt und seine Liebe auch auf eine Art und Weise zeigen kann, die nichts mit meiner Leistung zu tun hat. Ich weiß noch ganz genau, wie wir vor gar nicht allzu langer Zeit zu zweit in einem Berliner Restaurant saßen und er sagte: „Weißt du meine Jennymaus, wenn du das Volontariat bekommst, dann ist das toll, aber wenn nicht, dann soll es eben nicht sein und du machst etwas anderes Tolles." Ich war so überrascht, dass ich es für zu schön hielt, um wahr zu sein. Ich hatte Tränen in den Augen und das Schönste war daran, dass ich in diesem Moment nicht der Vergangenheit hinterherlief, nach dem Motto „Ja toll, und warum hast du das damals nicht über die Lippen bekommen?", sondern dass ich es in diesem einen Moment einfach annehmen und genießen konnte.

Ich habe das Volontariat nicht bekommen. Und weißt du was? Mein Vater hatte recht. Dadurch habe ich Zeit gehabt, mich diesem Buchprojekt zu widmen. Jetzt sitze ich hier, schreibe diese Zeilen und weiß: Ja, ich mache jetzt etwas anderes Tolles! Dass mein Vater und ich diese Ebene gefunden haben, gibt mir weitaus mehr Entspannung und Zufriedenheit, als ich sie jemals im

Kindesalter empfunden habe. Abgesehen davon, was jeder Einzelne von uns früher erlebt haben mag, besitzen wir im späteren Verlauf des Lebens dennoch die Chance, uns freizumachen von Einflüssen unserer Erinnerungen auf das Hier und Jetzt, quasi eine psychische Autonomie unseres Erlebten aufzubauen.

Laut Jöbges macht es auch einfach keinen Sinn, einen nicht zu erreichenden Maßstab einzuhalten, nur weil es uns jemand im Kindesalter als erstrebenswert eintrichtern wollte oder weil wir uns einbilden, es erreichen zu müssen: „Grundsätzlich geht es um Fehlertoleranz, Frustrationstoleranz, Freundlichkeit und Mitgefühl sich selbst und anderen gegenüber. Perfektionismus ist im wörtlichen Sinne unmenschlich: Wir sind die Spitze der Evolution, *weil* wir Fehler machen und daraus lernen. Also sind alle Anforderungen immer nur im menschlichen Maße zu sehen." Und jeder Mensch ist anders, hat andere Maßstäbe, unterschiedliche Grenzen und muss ganz individuell herausfinden, wo sein „zu viel", „zu wenig" und das „genau richtig" liegt.

Doch warum sind uns messbare Lebensinhalte so viel wichtiger für die Definition eines glücklichen und erfüllten Lebens geworden? Im Gegensatz zu ursprünglichen Werten wie Familie, soziale Anbindung oder Beziehungen? Ohne das könnten und wollten wir zwar nicht, aber wenn wir gefragt werden: „Und was machst du so?", läuft die Antwort sehr schnell auf berufliche Tätigkeiten hinaus und klingt nicht nach „Ich gebe meiner Frau jeden Morgen einen Kuss auf die Stirn, genieße den Radweg zum Büro und freue mich, wenn ich meine Freunde abends bei mir zu Hause zu Raclette und gutem französischen Wein begrüßen darf."

Jöbges sieht in unserer gesamtgesellschaftlichen Entwicklung einen wichtigen Erklärungsansatz: „Ich glaube, dass die traditionellen Werte nach wie vor sehr groß sind, aber anders gelebt und gefüllt werden, zum Beispiel durch Facebook und Co. Jeder

Mensch braucht ein soziales Netz – wie auch immer das aussieht, sonst wird er anti-sozial." Das Heimtückische an diesem Netz: Es dient zu oft der Selbstdarstellung und Profilierung gegenüber anderen. Auch werden dabei private und berufliche, persönliche und äußerliche Entwicklungen vermischt – ob man sich nun die Haare geschnitten oder verlobt hat, ob man einen neuen Job oder im Lotto gewonnen hat. Alles, was das Ansehen im Außen steigert, wird gepostet. Alles, was sich negativ auswirken könnte, wird verheimlicht. Das tolle Urlaubsfoto hat 188 Likes, aber die schlechte Laune jeden Morgen am Frühstückstisch und den Entschluss „Mit dir fahre ich nie wieder weg!" wird nie jemand erfahren.

Damit wären wir wieder bei unseren Scheinwelten, bei unseren Parallelwelten, unserem Schönreden und Wunschdenken. Dadurch, dass nicht nur wir, sondern auch alle anderen so handeln, konfrontieren wir nicht nur unser Umfeld mit unseren Glanzrealitäten, sondern werden auch mit dem Scheinsein der anderen konfrontiert.

Das Schieflaufen, die Misserfolge und Rückschläge haben keinen Platz auf unserer Timeline. Und mal im Ernst: Wenn es nicht auf Facebook steht, dann ist es ja auch nicht real, oder? Wir facebooken uns unsere Welt, widdewiddewie sie uns gefällt.

Die Wahrheit ist aber: „Unsere Zeit besteht aus Scheitern, Verlust, Mangel, Misserfolg und Traurigkeit. Ein Blick in eine beliebige Zeitung beweist das", so Jöbges und diagnostiziert: „Dass wir, beziehungsweise die Gesellschaft das nicht mögen oder nicht wahrhaben wollen, ist etwas anderes und hat mit unserem Ego zu tun." Klar, unser Ego will nicht zu den Verlierern gehören und sich erst recht nicht mit den Risiken auseinandersetzen, die seinen Besitz oder seine Position gefährden könnten. Doch eigentlich müssten wir nicht einmal in die Zeitung schauen, um Leid und Frust zu sehen, ein ehrlicher (!) Blick in unseren Bekanntenkreis – und nicht selten auch in den Spiegel – würde reichen. Wie der Acht-samkeitstherapeut auch weiß, hat dieser Eskapismus, dieses Ver-drängen, mit einem vertrauten, immer wieder unser Denken be-stimmenden Gefühl zu tun, das unser Inneres darauf ausrichtet, Verluste und Negatives wie Krankheit und Tod auszublenden: „Angst. Wir werden alle krank und wir werden alle sterben. Das Leid der anderen erinnert uns daran – das ist nicht auszuhalten, also muss es verdrängt, vermieden, projiziert werden.“

Wenn unsere Liebsten krank werden, werden wir oft auch selbst krank, zumindest innerlich und emotional. Wir leiden mit. Wir wollen retten. Wir wollen irgendetwas tun. In diesem Moment ver-gessen wir unsere Scheinwelten, verlieren all unseren Glanz und werden zurückgeworfen auf den knallharten Boden der Realität. Facebook hin oder her. Besonders schlimm wird es, wenn es die Scheinwelten, die Parallelwelten und all unsere Masken selbst sind, die uns mit aller Wucht nach unten ziehen, denn sie haben die Fähigkeit, die Not, der wir schon längst ausgesetzt sind und die Leiden, die wir schmerzhaft empfinden, nicht nach außen dringen zu lassen. Wenn jeder schreit „Mach weiter!“, „Werde noch schlan-ker!“, „Arbeite noch härter!“, dann schreist du innerlich vielleicht laut auf, aber deine Maske lächelt deinem Gegenüber freundlich zu und dein automatisch gesteuerter Sprachbefehl lautet „Aber gerne doch!“. Wenn dich jeder für das bewundert, was dich gleichzeitig krank macht, kannst du auf eines lange warten: Hilfe. Und manch-mal warten wir zu lange darauf. Dann ist es zu spät. Dann nimmst du am Ende heimlich die Maske ab und findest: nichts (mehr).

HABE ICH
DIE KONTROLLE
ODER HAT DIE
KONTROLLE
MICH?

„Ist eine Not, die man nicht sieht, weniger gefährlich
als eine offensichtliche? Nein, im Gegenteil,
denn die nicht-offensichtliche wird übersehen,
sie wächst und wird immer mächtiger – bis auch sie
unübersehbar ist. Doch dann ist es oft zu spät."
J.G.

„Mann, du bist so fit. Hast du jetzt echt fast drei Stunden trainiert und noch den Bauchmuskel-Kurs mitgemacht? Krass!", Toni schaut mich ganz begeistert an. Mein Ego freut sich und kontert: „Ach ja, so viel ist das nicht. Ich bin ja Sport gewöhnt." „Ja, das sieht man. Bei deinem Pensum ist es kein Wunder, dass du so schön dünn bist." Die junge Frau schaut bewundernd, aber auch neidisch an mir, dann an sich herunter. Bestätigung – wie ich dich liebe. Ja, dafür mache ich das. Ich fühle mich gut, stark und unbesiegbar. Ich habe alles unter Kontrolle und übe meine Rolle als Fitness-Schlankheits-Göttin perfekt aus. Weniger als das Beste, das Übertriebene, das Immer-Noch-Mehr passt eben nicht zu mir. So bin ich. Das kann ich.

Ich nehme die Treppen. Ich nehme auf jeden Fall die Treppen. Wer drei Stunden lang im Fitnessstudio sporteln kann, kann auch die Treppen nehmen. Obwohl der Fahrstuhl schon toll wäre – einfach einsteigen, Knopf drücken und sich fahren lassen, ohne etwas zu tun, ohne ein Bein zu heben, ohne meine Sachen zu schleppen, ohne sich anstrengen zu müssen.

Ich komme ins Treppenhaus, der Fahrstuhl steht sogar im Erdgeschoss, die Tür einladend offen, an der hinteren Wand ein Spiegel – ich schaue rein, sehe mich mit meiner schweren Tasche, wie so ein Häufchen Elend (ein starkes Häufchen Elend) mit viel Disziplin, dann dreh ich mich um, schlage die Tür zum Treppenhaus auf und fange an zu laufen. Völlig erschöpft, mit zitternden Händen krame ich den Schlüssel aus meiner Tasche. Er fällt runter. Voll bepackt beuge ich die Knie und bete, dass ich nicht umfalle. Tue ich nicht. Natürlich nicht. Wer studenlang im Fitnessstudio sporteln kann, kann ja wohl auch noch seinen Schlüssel vom Boden aufheben. Mir wird schwindelig. Alles dreht sich. Wo ist meine Stärke hin, meine Kontrolle, mein „Ich-kann-alles"? Endlich zu Hause. Ich setze mich auf mein Bett. Wird schon wieder. Etwas trinken, etwas essen, dann passt das. Morgen früh gehe ich wieder meine Runde joggen und dann zum Yoga, mache mal eine Pause vom Fitnessstudio.

So war sie. Meine Parallelwelt. Das, wofür ich im Außen beneidet wurde, hat mich Stück für Stück kaputt gemacht. Ich habe Höchstleistung erbracht und gleichzeitig darunter gelitten. So viel dazu, es sei kein Problem, wenn Menschen den Bezug zu ihrem Maß an Aktivität verlieren. Es dauert enorm lange, bis dein Umfeld auf ein solches Verhalten besorgt reagiert, denn die meisten Menschen sehen darin etwas Beneidenswertes, quasi den Idealfall, das „So-sollte-es-sein" beziehungsweise „So-wäre-ich-gerne", niemals aber etwas Gefährliches.

Meine Familie lebte nicht in Berlin, ich hatte kaum Freunde und somit auch keine Menschen, die die Schattenseiten dieser Parallelwelt sahen. Somit waren meine Anhaltspunkte meistens die Menschen, die ich im Alltag traf – Kollegen, Chefs, Mitsportler, also

Figuren, die mich durch und durch in meiner Performance unterstützten. Kommilitonen hatten kaum noch einen Bezug zu mir und ich konnte mir ganz unbemerkt ein Imperium, ein eigenes kleines Illusionsreich aufbauen, das nur noch aus guten Studiennoten, Sporteinheiten und möglichst wenig Kalorien bestand.

Das, was es immer unerträglicher gemacht hat, war meine Unfreiheit. Ich habe es nicht freiwillig getan – ich bin nicht freiwillig jeden Tag laufen gewesen, habe stundenlang nicht vorhandenes Fett wegtrainiert und mir eingeredet, Yoga tut mir bestimmt total gut (tat es mir natürlich nicht, denn in diesem Zustand habe ich nichts von dem Yoga-Gedanken aufnehmen können, es war einfach nur ein Instrument meines Wahnsinns). Ich wurde dazu gezwungen – von einer Stimme, einer Krankheit, einem nicht zu stillenden Antrieb, einer Hyperaktivität, die ich nicht loslassen und nicht regulieren konnte. Diesem Zwang nicht nachzukommen, brachte Gedankenstürme und Selbstgeißelung mit sich. Diesem Zwang nachzukommen brachte einen immer größeren Leidensdruck mit sich.

Es blieb nicht nur bei dem Zwang der Bewegung – mein Leben war ein einziges Geflecht aus Zwängen. Egal, was ich tat, es unterlag Mustern und Regeln. Vor dem Essen musste ich mindestens zwanzig Kniebeugen machen, jeden Morgen stand ich extra früh auf, um mein Frühstück zuzubereiten und es mit in den Zug nach Magdeburg zu nehmen, in dem ich es so lange nicht anrührte, bis ich nur noch wenige Minuten hatte, um es herunterzuschlingen. So konnte ich die Zeit des Hungerns so lange wie möglich „auskosten". In der Mensa kannte ich nur das Salatbuffet und abends gab es exakt ein Stück Schokolade nach einem gesunden Essen, bei dem das Gemüse in Wasser und nicht in Öl angebraten wurde. Meine Wohnung musste immer geputzt sein, der Kühlschrank musste mindestens fünf verschiedene Gemüsesorten beinhalten und selbst am Wochenende klingelte der Wecker, damit ich nicht zu lange schlief und genügend Zeit für mein Sportprogramm hatte. Wenn ich völlig außer Puste nach etlichen Kilometern beim Bäcker jedes Brötchen ganz genau unter die Lupe nahm, fühlte ich die Blicke der Verkäuferinnen und sah durch die Scheibe nach dem Verabschieden, wie sie kicherten und die Augen rollten. Diese Momente hasste ich (kamen aber leider sehr oft vor). Noch schlimmer wurde es, wenn ich mir ein Stück Kuchen kaufen wollte und Kommentare hören durfte wie: „Also, der Streuselkuchen ist sehr lecker, aber er ist schon etwas mächtig und eher nichts für dich. Der Käsekuchen ist auch sehr zu empfehlen, aber das magst du bestimmt auch nicht. Wir haben hier noch vegane Haferkekse oder schaust du nicht für dich selbst?" Nicht selten rannte ich einfach heulend raus und ging zum nächsten Bäcker, mit dem festen Vorhaben, mich ganz schnell zu entscheiden.

Tag für Tag kontrollierte ich vor mich hin. Dass ich immer noch geschwächt von der Unterbauchoperation war, sah ich gar nicht ein, das war jetzt ja vorbei und ich war – offensichtlich – wieder ganz die Alte. Eine Sache aber blieb: Die Sehnsucht nach Menschen, die mir sagten: „Bleib liegen, beweg dich nicht, du bist zu schwach."

Im Krankenhaus nach der OP waren plötzlich Leute um mich herum, deren Job es war, mir zu helfen – sie brachten mir Essen, sie halfen mir aufzustehen und mich anzuziehen, sie gingen sogar mit mir auf die Toilette und waren einfach da, damit es mir wieder besser ging. Das war ein ganz neues Gefühl für mich – kein Ansporn, mehr zu tun, sondern die Erlaubnis, nichts zu tun. Normalerweise empfinden Patienten diese Phase, in der man wieder auf die Beine kommt, als sehr mühselig und wollen so schnell wie möglich wieder nach Hause – für mich war es wie eine Erlösung meiner eigenen Zwangswerkstatt und ich fühlte mich endlich ernst genommen und gesehen. „Ja, genau, es geht mir nicht gut. Nein, ich habe keine Kraft mehr. Bitte helft mir! Ich weiß nicht, wie lange ich das noch überleben werde." Worte, die mein Aktivismus und Ehrgeiz niemals zugelassen hätten, mussten hier nicht einmal ausgesprochen werden, weil meine Hilfsbedürftigkeit unübersehbar war, schließlich hatte ich eine Not-Operation hinter mir, ich litt also unter einer Not. Als ich aber entlassen wurde, ins Berliner Leistungsleben, wurde das Bewusstsein für diese Not gemeinsam mit dem Patientenkleidchen im Krankenhaus abgegeben.

In Wahrheit war die Not immer noch da – um eine Entzündung leichter und ausgestattet mit Antibiotika zur Nachbehandlung, aber stets tief verwurzelt in meiner Seele und meinem Körper. Im Krankenhaus wurde ich vor mir selbst gerettet – jetzt war ich diesem Ich umso schutzloser ausgeliefert.

Dass ich Hilfe brauchte, sah ich endlich ein und fing an, im Internet nach Therapeuten zu suchen. Für Kassenpatienten kann das eine nicht enden wollende Prozedur sein, doch zum Glück habe ich mich derart wenig ausgekannt, dass ich in meiner Recherche den Unterschied nicht einmal berücksichtigt hatte. So bin ich relativ schnell auf eine Website gestoßen, auf der mir eine sympathisch aussehende, liebevoll wirkende Frau mit blonden Locken friedlich und verständnisvoll entgegenlächelte. Ihr Profil passte zu meinem Problem und ich rief sie an. Anrufbeantworter. Ich sprach ihr ein paar stammelnde Sätze auf den AB und bat um Rückruf, dann musste ich zu meinem Job – ich war neben dem Studium Social Media Managerin eines Digitalverlages, meine Chefin trug nur die schönsten Kleider und postete regelmäßig Fotos aus St. Moritz oder von irgendeiner Gala. Ein schillerndes und oberflächliches Leben.

Umso erstaunter war ich, als sie mich eines Tages, wenn auch nur beiläufig, zu sich rief und mich bat, auf mich aufzupassen. Ich sähe zwar immer gut aus, aber meine Arme würden immer dünner werden. In dem Moment nahm ich es nicht wirklich ernst, unterstellte ihr sogar, neidisch auf meine durchscheinenden Adern zu sein, aber heute weiß ich, dass ihre Sorge echt (und berechtigt) war. Die Kollegen hatten ihre eigene Art und Weise mit meiner Erscheinung umzugehen: „Boah, hat jemand Schokolade für mich? Da drüben muss ich nicht fragen, sonst komm ich noch mit einer Möhre oder einem Salatblatt zurück." Da drüben – das war mein Platz. Sticheleien wie diese gab es oft. Schließlich dachte jeder, ich hätte wegen meines Aussehens ohnehin ein riesiges Ego und müsste durch entsprechende Kommentare mal etwas zurechtgestutzt werden.

Es war kurz nach einem Meeting, mein Handy klingelte mit unterdrückter Nummer – ich ging schnell aus dem hippen Kreuzberger Büro raus und ans Telefon. Die Stimme klang genauso empathisch wie das Foto wirkte und ich dachte sofort: „Ja, mit Ihnen will und kann ich über alles reden. Bitte helfen Sie mir." Die Therapeutin und ich verabredeten uns zu einem Kennlern-Termin.

Nachdem ich aufgelegt hatte, ging es zurück in das schicke Altbau-Büro, zu den netten Kollegen und meiner langen To-do-Liste. Schalter umgelegt, Parallelwelt gewechselt, weitermachen. Ein paar Tage später lernte ich die sympathisch wirkende Frau, in die ich so viel Hoffnung legte, persönlich kennen. Im Anschluss an den Termin vereinbarten wir sechs Probestunden. Ihre Leistungen wurden nicht von der Kasse unterstützt, aber das war mir in dem Moment egal und ich wusste, dass ich einen Weg finden würde, diese Therapie möglich zu machen.

Den Weg habe ich gefunden. Und gehe ihn bis heute. Meine Therapeutin begleitet mich nun schon fast vier Jahre – wir haben Höhen und Tiefen, Diskussionen, Schweigestunden, Meinungsverschiedenheiten und viel Spaß gehabt und ich bin sehr froh, dass ich mich nach wie vor auf diese Stütze verlassen darf.

Zur Vorbereitung auf die Therapie musste ich einen Informationsbogen ausfüllen und einiges von meiner Geschichte, meiner Herkunft und meiner aktuellen Situation aufschreiben. Ich weiß noch ganz genau, wie ich auf dem stillgelegten Flughafen Tempelhofer Feld in Berlin saß, auf einer Decke bei angenehmen 20 Grad (ich trug einen Wollpulli, um nicht zu frieren) und das erste Mal versuchte, mein Problem wirklich zu beschreiben und es in Worte zu fassen. Als mir bewusst wurde, wie sehr ich litt, heulte ich und wollte am liebsten raus aus meiner Haut, raus aus diesem Leben, noch einmal neu anfangen oder gleich sterben.

Es dauerte nicht lange, bis mich meine Therapeutin darum bat, mein Gewicht regelmäßig bei einer Ärztin checken zu lassen. Das sah dann so aus: Morgens um 8 Uhr (natürlich mit leerem Magen) musste ich zwischen etlichen hustenden, stöhnenden, meckernden oder dahinvegetierenden Patienten warten, bis ich in ein nicht abschließbares Nebenzimmer geführt wurde, das direkt an die Rezeption anschloss und nur durch einen dünnen Vorhang die Sicht auf die Schlange an der Anmeldung verdeckte. In dieser netten Atmosphäre zog ich mich aus – bis aufs Höschen – und stieg mit kalten Füßen auf die noch kältere Metallplatte einer eindrucksvollen Monsterwaage, die aussah, als ob sie geradewegs aus der Aufzuchtstation für Elefantenbabys des Berliner Zoos entwendet worden wäre. Am Ende gab es einen kleinen Zettel in die Hand, auf dem das beschämende Ergebnis draufstand (jeder dachte, es wäre ein Rezept), ein strenger Blick der Arzthelferin und dann hieß es: Bis nächsten Montag!

So ging das ein paar Wochen lang. Mal stieg das Gewicht um zarte 200 Gramm, dann fiel es wieder umso tiefer in den Keller. Auch ich fühlte mich wie im freien Fall: Wenn ich zum Check anrückte und mein Gewicht war gesunken, hatte ich ein ernsthaftes Problem. Doch sobald ich die Arztpraxis hinter mir gelassen hatte, gehörte ich zur High Society der Guten, Besten, Strebsamen.

Wenn ich bei meiner Therapeutin beichtete, wieder zwei Stunden im Fitnesstempel gewesen zu sein, hatte ich ein ernsthaftes Problem. Sobald ich im Heidi-Klum-Bootcamp-Kurs meine Squats und Situps abstotterte, wurde ich wieder beneidet und galt als Schönheitsideal. Sobald ich aus dem Scheinwerferlicht trat, befand ich mich wieder in den dunklen Gassen meines Seins, in denen es unerträglich nach Leistungsschweiß stank, überall häufte sich der Falsche-Schein-Müll, Berge von Masken faulten vor sich hin, es wimmelte nur so von Ratten, die genüsslich an den Resten meines Selbstwertes nagten, und immer mal wieder zischte ein kalter Wind durch die Gemäuer. Der Windzug einer Sehnsucht nach innerer Freiheit, die ich mit meinen Anfang 20 schon in scheinbar unerreichbare Ferne getrieben hatte.

Die Bühnen, auf denen ich mein Rollenspiel des Elite-Mädchens spielte, waren so viel größer und pompöser als meine eigentliche Realitätsgrotte, sodass ich am Ende eines jeden Tages gar nicht mehr wusste, ob ich nun krank war oder nicht. Eines war ich sicherlich nicht: glücklich.

Meine Schwester bemerkte, wie sehr ich litt. Sie verstand es immer schon sehr gut, persönliche Dringlichkeit und gleichzeitig ihre ärztliche Expertise meiner Essstörung gegenüber zu vereinbaren. Natürlich war und ist sie eine sorgende Schwester, aber eben auch eine professionelle Ärztin, die medizinischen Abstand wahren kann.

Sie schrieb mir eine sehr offene E-Mail, in der sie mir ans Herz legte, über einen stationären Klinikaufenthalt nachzudenken. Sie schrieb: „Nicht unbedingt nur wegen des Essens, das hast du glaube ich relativ gut im Griff, sondern vor allem wegen deines Aktivitäts- und Stresslevels und deiner Hilflosigkeitsgefühle. Ich denke, du leidest einfach sehr und ich finde es ist nicht vertretbar, dass du damit alleine kämpfst." Nur dieser kurze Auszug zeigt, wie viel Madeleine von meiner Situation damals verstanden hatte.

Ich kann mir kaum ausmalen, wie schwer es für sie gewesen sein muss, die kleine Schwester in ihrer eigenen Haut leiden zu sehen, nichts tun zu können und das Risiko einzugehen, mich mit diesem Vorschlag noch weiter von sich wegzutreiben – denn das Paradoxe an dieser Art von Problem ist: Derjenige, der es hat, will nicht wahrhaben, dass er es hat und will erst recht nicht hören, dass er es hat. Ohne ein Funken Selbsteinsicht haben Außenstehende kaum eine Chance, an den Betroffenen heranzukommen und dabei gilt: Je enger die Beziehung, desto geringer die Chance, auf offene Ohren zu treffen. Dass ich bereits diese offenen Ohren hatte und selbst bemerkte, wie mein Leidensdruck auf über eine Million bar angestiegen war, wusste niemand.

Bis heute bin ich meiner Schwester sehr dankbar, dass sie nie aufgehört hat, daran zu glauben, dass es für mich einen Weg der Heilung, des Freiwerdens gibt. Denn um das zu glauben, musste sie auch daran glauben, dass ich Heilung brauche, sie hat mich also ernst genommen, mein Leiden gesehen und meine Situation richtig eingeschätzt. Doch irgendwann müssen auch diese Menschen loslassen und vertrauen. Gerade einer Medizinerin fällt das schwer – auch wenn Betroffene eine mehr oder weniger klar zu diagnostizierende Krankheit haben, ist der Weg raus aus dem Leiden ein sehr individueller und unvorhersehbarer. Er kann lang oder kurz, windig oder still, kurvig oder geradlinig verlaufen – und auch wenn man wieder und wieder mit denselben Themen zu kämpfen hat, tut man das nie an derselben Stelle. Es ist wie eine Spirale, man bewegt sich weiter und weiter, sieht dieselben Dinge aber aus anderer Perspektive und kann entsprechend anders darauf reagieren. Zu verstehen, zu reflektieren ist der entscheidende Schritt vor der Umsetzung. Darin einen Wert zu erkennen, geschweige denn Wertschätzung darüber auszudrücken, ist für Außenstehende kein leichtes Spiel: „Versteht sie es nun und handelt auch danach oder redet sie sich einfach alles schön und easy?" Solche Zweifel sind berechtigt und dürfen da sein.

Dieses Vertrauen, fernab von Zahlen wie Gewicht oder Blutwerten und die Gewissheit, dass die Schwester, Tochter, Freundin ihren für sie stimmigen Weg gehen wird, ist eine Herausforderung, die niemand aus dem Verstand heraus bewältigen kann, sondern alleine aus dem Glauben, der Hoffnung und einem tiefen Vertrauen.

Zu der Zeit aber waren Madeleines E-Mail und andere Signale meiner Außenwelt die ersten Schritte hin zu einem Weg, der nicht weiter in meine dunkle Gasse führen sollte, sondern mir eine Umkehr ermöglichte. Eine ganz zentrale und wichtige Aussage ihrer Mail war, dass es nicht ums Essen ginge – genauso wenig würde es bei anderen Betroffenen um Ritzen, Kotzen, Fressen oder Tot-Sein-Wollen gehen: Ob Magersucht, Bulimie, Selbstverletzung, Depression, Tinnitus, Magenschmerzen, Migräne oder andere psychosomatische Erkrankungen – sie sind lediglich der Ausdruck der eigentlichen, tiefer sitzenden Thematik. Sie sind eine Kanüle, ein Ventil, um sich aus der Realität zu stehlen, seine gesamte Energie und Aufmerksamkeit einer Tätigkeit, einem Zwang, einem Götzen zu widmen, um das darunterliegende Problem nicht anfassen zu müssen. Natürlich müssen zunächst die Symptome behandelt werden: das Hungern muss aufhören, das Erbrechen, Ritzen, in Selbstmitleid baden, genauso auch das Selbstanlügen, „Sich-in-Parallelwelten-verstecken" und „Sich-schädlichen-Einflüssen-hingeben". Für mich bedeutete das: Ich musste raus hier. Raus aus meinem Alltag, weg von Leuten und Lebensmodellen, die mich in meiner Selbstzerstörung unterstützten (wenn auch unbewusst), hin zu Menschen, die dafür bezahlt wurden und nichts anderes im Sinn hatten, als mir zu helfen.

Auch wenn ich (noch) nicht verstand, warum ich diese Hilfe akzeptieren sollte, annehmen durfte und wirklich nötig hatte, wusste ich eines ganz sicher: So ging es nicht weiter. Das ist für viele Betroffene der entscheidende Wendepunkt: Wenn der Leidensdruck zu groß wird, möchte man so nicht mehr weitermachen. Man weiß zwar nicht, wie es besser werden soll, man weiß nicht einmal, was das eigentliche Problem ist, aber man weiß, dass man es nicht mehr aushalten kann. Was ich erfahren durfte, ist eine sehr banale Einsicht: Genau das ist okay und völlig normal. Um sich Hilfe zu suchen, muss man nicht wissen, warum man diese Hilfe braucht. Der Eindruck, dass man sie braucht, genügt vollkommen. Um ein Problem zu bewältigen, muss man nicht wissen, was das Problem ist. Es genügt vollkommen zu merken, dass da ein Problem ist. Um nach Unterstützung zu fragen, muss man auch nicht einsehen, dass man diese Unterstützung braucht oder verdient. Es genügt vollkommen, ein zartes „Na, dann versuche ich es halt mal" herauszubekommen. Um all die Zwischenschritte, Erkenntnisse und Definitionen kümmern sich andere – man selbst muss, nein man kann, das nicht alles bereits erfasst haben.

Die Hälfte meines stationären Aufenthalts verbrachte ich damit, zu realisieren, dass ich die Hilfe, die ich erfahren durfte, auch wirklich brauchte, und brauchen durfte. Also mir erlauben durfte, hilfsbedürftig zu sein. Nicht erbärmlich, keine Memme, sondern eine junge Frau, die ziemlich viel zu tragen hatte und gerne ein paar Taschen abgeben würde.

Die erste Klinik suchte ich im Umkreis Berlins aus und fuhr gemeinsam mit meiner Mutter dorthin. Um diesen Besuch kurz zu umschreiben, zitiere ich am besten, woran sich meine Mutter noch sehr genau erinnert: „Als wir da rausgingen, dachte ich: Hier wird meine Tochter kränker rausgehen als sie reingeht." Für mich hatte es etwas von Gefängnis und geschlossener Anstalt: Jegliches Essen, selbst Schokoriegel, mussten am Eingang abgegeben und nur mit außerordentlicher Erlaubnis unter Aufsicht verzehrt werden. Vegetarisches Essen gab es nur in Form von Süßspeisen, also jeden Tag Milchreis, Germknödel, Pfannkuchen und Co. (*kotz*würg*ekel*), und die Ärztin, die unser „Willkommensgespräch" führte, war so einfühlsam wie ein Elefant im Porzellanladen. Völlig frustriert und mit schlechter Laune saßen wir danach im Auto.

Wenn meine Mutter und ich eine Sache gemeinsam haben, ist es ein unermüdliches Lösungsdenken – und eine sehr ordentliche Recherche. Nach ein paar Tagen fingen wir noch mal komplett von vorne an zu suchen – wir durchforsteten Klinikberichte und -profile und bekamen bei der Recherche den Tipp, uns näher mit den Schön Kliniken zu beschäftigen. Das Konzept hörte sich vielversprechend an – ähnlich wie bei meiner Therapeutin fühlte ich mich sofort abgeholt. Ich legte Excel-Tabellen an, führte Pro- und Kontralisten, notierte mir Fristen, Kosten, Therapieschwerpunkte und schaffte es, diesen Ehrgeiz und meine Genauigkeit dafür einzusetzen, eine für meine Genesung passende Klinik zu finden – die Intension meiner Tätigkeit drehte sich also um. Ich schrieb E-Mails, telefonierte herum, füllte sämtliche Bögen aus und baute mir einen umfassenden Überblick über sämtliche Psychosomatischen Kliniken in Deutschland auf.

Meine Mutter und ich besuchten die Top Drei unserer Liste, fuhren dafür quer durchs Land und lernten die unterschiedlichsten Wege kennen, auf denen Hilfe angeboten wird. Die wenigsten Patienten haben Zeit und Kraft, einen solchen Aufwand zu betreiben, doch für mich war es enorm wichtig vorzufühlen, an welchem Ort ich mich wohl und gut aufgehoben fühlen könnte. Ohne diese Eindrücke hätte ich mich nicht derart konsequent auf das „Abenteuer Klinik" einlassen können. Ich wollte bis zum Schluss einen Teil der Kontrolle behalten, wenigstens wollte ich selbst entscheiden, welche Hände ich an meine Seele heranließ. Nachdem ich alles getan hatte, was ich tun konnte, hieß es abwarten. Wer meldet sich zurück? Wann ist etwas frei? Dauert es wirklich mindestens drei Monate, bis ich einen Platz bekomme? Wie akut wird mein Fall eingeschätzt? Geduld war noch nie meine Lieblingstugend und so tat ich alles Mögliche, um mich auf die Zeit vorzubereiten und gleichzeitig nicht zu sehr daran zu denken. Ich kaufte Klinik-Wohlfühl-Klamotten ein, legte mir Bücher zurecht, die ich dann endlich alle mal lesen wollte (ich habe kein einziges davon gelesen) und las jede Extra-Information auf den Profil-Seiten der Kliniken.

Ich weiß noch ganz genau, wie ich in einem Modegeschäft stand, in den Neuköllner Arkaden in Berlin, mitten auf der Karl-Marx-Straße, und mein Handy klingelte. Meine Arme waren voller Hosen und Schlabberoberteile, die ich schnell auf die nächste Stange schmiss, um das Telefonat mit gut eintrainiertem, fast schon echt wirkendem Selbstbewusstsein anzunehmen: „Hallo, Jenifer Girke hier." Es war eine der beiden Schön Kliniken, die wir besucht hatten. Die Frauenstimme klang ganz freundlich und sagte mir, sie habe gerade meine Unterlagen vor sich liegen und wollte mich einmal persönlich sprechen. Es täte ihr sehr leid, was sie dort lese und dass sie mir gerne helfen würden. Momentan seien alle Zimmer belegt, die reguläre Wartezeit betrüge mindestens zwei Monate, aber es gäbe die Möglichkeit, das 24-Stunden-Häkchen bei meiner Anfrage zu setzen, womit ich mich bereit erklärte, bei einer kurzfristigen Änderung innerhalb von 24 Stunden anreisen zu können. Ich wusste zwar nicht, warum plötzlich innerhalb eines Tages einfach so ein Platz frei werden konnte, aber das sollte ich später noch selbst erfahren. „Wie viel wiegen Sie denn momentan?", fragte mich die nette Frau am anderen Ende der Leitung. Ich sah in den Spiegel, zwischen all den Kleiderstangen und meiner zusammengesuchten XS-Sammlung hindurch und packte auf mein Gewicht extra noch zwei Kilo drauf. „Oh, das ist aber schon wenig, Frau Girke." Da war es wieder. Dieses Verständnis, diese andere Sichtweise, das „Nein-abgemagert-und-ausgepowert-ist-nicht-schön". Ich stimmte dem 24-Stunden-Deal zu.

Zwei Tage später saß ich bei meiner Therapeutin, die sich sehr über meine Entscheidung freute und mich zu diesem Schritt motivierte: „Wissen Sie, Frau Girke, um die richtige Unterstützung zu bekommen, muss man an der richtigen Stelle anknüpfen. Eine ambulante Therapie ist sehr wichtig, aber sie macht noch viel mehr Sinn, wenn Sie sich in der Klinik stabilisiert haben." Als wir uns verabschiedeten, klingelte mein Handy. Das 24-Stunden-Häkchen hatte sich gelohnt. Ich eilte nach Hause und packte meinen Koffer. Am nächsten Morgen stieg ich in den Zug.

DIE MACHT DES MITEINANDERS

„Als ich an Klinik dachte, sah ich weiße Kittel, weiße Wände
und unglückliche Menschen vor meinem geistigen Auge.
Doch plötzlich und unerwartet wurde es die fröhlichste
und bunteste Zeit meines bisherigen Lebens."
J.G.

Da saßen wir also. Ich hatte dieses grüne Kleid an, sommerlicher
Stil und getränkt in die Farbe der Hoffnung. Meiner Mutter fiel es
sichtlich schwer, mich zurückzulassen, doch andererseits war sie
heilfroh darüber – im wahrsten Sinne des Wortes: Sie war froh,
mich an einem Ort der Heilung zu wissen. Von diesem Zeitpunkt
an sah ich meine Familie fast drei Monate nicht mehr.

Depressive, Burnoutler, Überforderte, Tinnitus-Patienten, Sui-
zidgefährdete, Ritzer, Kotzer – es war nicht gerade einfach, mich
23-jähriges Jungerfolgstier in dieses Patienten-Spektrum einzu-
gliedern. Muss ich wirklich hier sein, fragte ich mich. Ich sah viele
dieser Menschen als Opfer der Gesellschaft, die mit der Geschwindigkeit der digitalen, ergebnisorientierten Kapitalismus-Realität
einfach nicht mitkamen, es trotzdem versuchten, kläglich schei-
terten und hier ihre Reserven wieder auffüllen wollten, um danach
wahrscheinlich genauso weiterzumachen wie vorher. Aber ich bin
doch keine Ausgebremste der Gesellschaft gewesen, ich war eine
Antreibende, ein Alphatier, ein Mustermädchen. Denkste. Ich

trieb so lange etwas an, bis dieses etwas anfing, mich vor sich herzutreiben. Wie schon angedeutet, dauerte es fast die Hälfte meines Aufenthaltes, bis ich verstand, dass ich genau richtig dort war.

Als ich in den Gruppentherapien saß, änderte sich langsam mein Bild. Da waren Menschen, die sich trauten, über das zu reden, was ihnen ihr Leben schwer machte. Sie gaben zu, wo sie sich schwach und überfordert fühlten, keine Lösung sahen, und baten um Unterstützung. Das Verrückte daran: Sie jammerten nicht, sondern sie erwarteten Hilfe, eine Struktur, einen Weg, der ihnen aufgezeigt werden sollte, um einen Ausweg aus ihrem Dilemma finden zu können. Das war neu für mich. Ich musste doch immer die Lösungen meiner Probleme selbst suchen, ich musste wissen, wie es weiterging und zuzugeben, dass man hier oder dort gerade nicht weiterkam, glich nach meinem beruflichen Selbstverständnis einer freiwilligen Kündigung. Doch in der Klinik-Gemeinschaft wurde man nicht verurteilt, man wurde gehört, gesehen und wahrgenommen – nicht nur von einer Therapeutin, sondern von aufrichtigen Mitmenschen, die genauso daran interessiert waren, dass es einem besser ging. Das faszinierte mich – warum juckte es wildfremde Leute, wie es mir ging beziehungsweise wie es mir wieder besser gehen könnte und wieso waren sie nicht nur daran interessiert, wie sie einen Vorteil aus meiner Lage schlagen könnten? Nun gut, dachte ich mir, dann lasse ich mich eben auf diese verkehrte Welt ein.

Ich begann, alles an Unterstützung aufzusaugen – in jeder Stunde brachte ich ein Thema ein, schrieb seitenweise Lösungsvorschläge mit und machte genauso auch bei der Problembewältigung anderer mit. Sich gegenseitig zu therapieren, die Krankheit des einen zur Heilung der Krankheit des anderen einzusetzen, ist ein kraftvolles Phänomen, das in unserer Ellenbogen-Gesellschaft kaum noch eine Chance hat, zum Tragen zu kommen. Das

Negativste und Belastendste in deinem Leben kannst du dafür einsetzen, dass es jemand anderem besser geht, weil du ihn verstehst und ihm mit einem mitfühlendem Herzen begegnen kannst. Wenn dieses Prinzip auf beiden Seiten eingesetzt wird, ist das eine klassische Win-Win-Situation.

Es gab tatsächlich kein Problem, das nicht angesprochen werden durfte: Wir entwickelten Lösungsstrategien für Familienkonflikte, wir überlegten, wann man im Schichtdienst am besten zu Mittag isst, wo man in der U-Bahn am ungestörtesten frühstücken kann, wir kreierten Lebensmittellisten, schrieben Pro-und-Kontra-Argumente für Fernbeziehungen auf, arbeiteten an der Wahrnehmung des Spiegelbildes, schrieben Schritte der Trauerbewältigung auf, redeten über Sex, Scheidung und ungewollte Schwangerschaften und wenn es der Betroffenen zu viel wurde und sie abbrechen wollte, weil ihre Situation zu belastend für sie war, schmiss schnell jemand unseren Running Gag in die Runde: „Sagt mal, kann man Wasser eigentlich einfrieren?"

Es kristallisierte sich schnell heraus, wer es ernst meinte und wer nicht. Da gab es die, die in den Gruppensitzungen nur am Flipboard stehen und schreiben wollten, um wenigstens durch das Stehen ein paar Kalorien zu verbrennen oder die am Tisch ihr Essen in der Jackentasche verschwinden ließen, unbemerkt morgens laufen gingen und vor dem Wiegen einen Liter Wasser tranken, um die Waage, die Betreuer und sich selbst zu betrügen.

Dann gab es aber auch die Katis, Tatjanas, Leonies und Kassjas – oh Mann, wie ich euch liebe. Kati hatte gehört, dass es wohl noch jemanden aus Berlin gab und wollte mich kennenlernen. Schnell wurde klar: Die Hauptstadt war nicht unsere einzige Gemeinsamkeit. Kati ist Christin, so wie ich. Sie hat eine Engelsstimme und eine Gitarre und die beiden passen perfekt zusammen. So kam es nicht selten vor, dass wir diverse Therapiestunden störten, wenn wir uns zum Lobpreis auf ihrem Zimmer verabredeten und unsere Töne bis weit in die benachbarten Zimmer klangen.

Parallel lernte ich Tatjana kennen. Als ich sie das erste Mal sah, erschrak ich – einen so dürren und ausgemergelten Körper hatte ich noch nie zuvor gesehen (außer vielleicht in Magazinen mit der fetten Überschrift „Jetzt hat sie es übertrieben mit dem Schlankheitswahn – das nächste Magermodel-Opfer"). Tatjana war erst wenige Tage aus dem Krankenhaus zurück, in dem sie künstlich hatte ernährt werden müssen. Doch trotz ihrer skelettartigen Erscheinung hatte sie eines nie abgelegt: ihr Lächeln. Sie lächelte einfach alles weg und versteckte ihre todesnahe Situation hinter einem pfiffigen „Hey, na wie geht's?". Komischerweise näherten wir uns an. Sie begleitete mich in den ersten Wochen sehr intensiv und wir gewöhnten unsere Mägen gemeinsam an Klinikportionen, Extra-Käse und Eiweißshakes.

Niemand kann einen Kranken so gut verstehen wie der, der selbst krank ist. Als wir uns eines Abends ein Eis beim Italiener gekauft hatten, „erwischte" ich sie dabei, wie sie heimlich die Waffel fallen ließ und dachte, ich würde es nicht bemerken. Ich schrie sie an, wie sie das nur tun könne, dass ich auch tausendmal daran gedacht hätte, meine Waffel wegzuschmeißen, aber es niemals tun würde, weil wir die Krankheit nicht siegen lassen dürften und uns gegenüber aufrichtig bleiben müssten. Ich wusste genau, wie sich die Stimme in ihr anhörte, die sie dazu brachte, die Waffel fallen zu lassen. In dem Moment redete ich nicht zu meiner Freundin, sondern zu der Magersucht, die wir liebevoll „Schlampe" nannten und mit dem Attribut „hinterlistig" beschrieben. Das taten wir oft – wir schrien unsere Krankheiten gegenseitig an. „Ey, du hinterlistige Schlampe, jetzt lass mal gut sein, du hast hier nicht das Sagen!" Etwas zu krass? Sorry, aber diese Krankheit ist nun mal krass. Am Ende dieser Auseinandersetzungen lagen wir uns heulend in den Armen oder lachend auf dem Boden, wenn wir uns der Absurdität der Situation bewusst wurden und vor allem, wenn ahnungslose Passanten vorbeiliefen und ganz beschämt zuerst auf den Boden und dann wieder zu uns schauten und dieses Kopfschütteln zeigten à la „Immer wieder diese Klinikpatienten in unserem friedlichen Ort". An diesem Abend gingen wir zum Italiener und holten eine neue Waffel, das nächste Mal ging ich zum Lokal zurück und aß doch noch meine Pommes auf.

Das hört sich extrem an und irgendwie war es das auch, aber damals ging es darum, uns selbst klarzumachen, dass eine Krankheit niemals die komplette Macht über uns hat und selbst wenn wir es selbst nicht immer schafften, waren andere da, die genauso krank und abgedreht waren und uns halfen. Eines Tages stand Tatjana heulend vor mir – mit ihrem Koffer in der Hand. Als Privatpatientin war es noch schwerer, eine Verlängerung des Aufenthaltes zu bekommen, im Gegensatz zu Kassenpatienten – wöchentlich kämpften Sekretariat und Therapeuten darum, dass ihre Schützlinge mehr Zeit bekamen. Bei Tatjana war nach fünf Wochen Schluss. Die Zunahme war nicht konstant und hoch genug. Meine liebe Freundin hatte nach wie vor lebensgefährliches Untergewicht, keine Kleidung außer Kinderstrumpfhosen wollte an ihr halten, und ihr Körper war bereits voller kleiner Härchen, um sie vor andauernder Kälte zu schützen. Sie wollte leben, aufhören zu sterben, gesund werden, aber der Krankenkasse ging es nicht schnell genug. Sie musste gehen. Sofort. Ab diesem Zeitpunkt wusste ich auch, warum es das 24-Stunden-Häkchen gab.

Dann kam Kassja. Beziehungsweise kam ich zu ihr, denn sie war schon vor mir in der Klinik und begleitete mich in der längsten und intensivsten Phase. Kassja ist eine attraktiv-heiße-sexy Mischung holländischer und serbischer Herkunft. Mit ihr begann das Leben noch einmal neu. Wir taten vor allem eines, was ich in meinem getakteten Leistungsleben schon fast verlernt hatte: Lachen.

Wir freuten uns und ließen es das ganze Dorf wissen (Ich sag nur: „Jede Zelle meines Körpers ist glücklich ..."). Wir rauchten Shisha, lagen nachts auf dem sommerlich aufgewärmten Asphalt, beobachteten den Sternenhimmel, spielten Activity, übertrumpften uns gegenseitig mit den peinlichsten Sexerlebnissen, pflückten Brombeeren, schmuggelten sie ans Frühstücksbuffet, machten Mittagsschlaf, schmiedeten Pläne, fütterten Enten, spielten Minigolf und – wir aßen: XL-Pizza beim Italiener, Schweinemedaillons beim Griechen, probierten das gesamte Joghurt-Regal durch und waren überall dort Stammgast, wo es Streuselkuchen gab. „Aber bitte mit Sahne."

Hört sich wie ein Ausflug ins Landschulheim an? Das Gefühl war vielleicht sogar manchmal ein ganz ähnliches, wenn nicht die seltsamen Momente dazwischen gewesen wären: Therapiestunden, in denen man jede Facette der Krankheit durchspielte, Wahrnehmungspraktiken, bei denen man seinen verabscheuten Körper aufzeichnen musste, Doppelportionen in der Mensa, die für kleingeschrumpfte Mägen ganz schön schmerzhaft sein konnten und immer wieder die Angst vorm Gewichtscheck. Hatte man genug zugenommen, um das Wochenziel zu erreichen oder würde man rausgeschmissen werden? Nicht zu vergessen, die fast täglichen Suizidalarme, gerne auch mit Helikopter-Einsatz, wenn sich wieder jemand aufschlitzen oder erhängen wollte. Und natürlich der unangenehm bekannte Geruch von Erbrochenem, wenn du ganz genau wusstest, dass deine Freundin einen Bulimie-Rückfall erlitten hatte.

Eine davon war Leonie – sie war nach Kassjas Abreise meine engste Vertraute in den letzten Wochen und durch sie habe ich die Krankheit Bulimie erst wirklich erfassen können. Gott sei Dank habe ich mich nie übergeben, diese Grenze wollte ich konsequent nicht überschreiten, dennoch hatte ich andere Ventile, um die Kalorien wieder loszuwerden, eben genau meinen Aktivitätszwang und Sportdrang. Leonie war eine Bomben-Schönheit und insgeheim ein äußerliches Vorbild für mich und Kassja. Sie hatte einen normalgewichtigen, wohlgeformten Körper mit Rundungen und Kurven. Wie oft nörgelte ich bei den beiden herum: „Oh Mann Leonie, ich will deinen Busen haben, an deine Brust lehnt man sich so gerne an und du siehst einfach so gut aus." Versteh mich nicht falsch, es geht hier nicht um die Reduktion auf Äußerlichkeiten, sondern vielmehr um ein Empfinden. Wenn du deinen Körper jahrelang in die Abmagerung treibst, um dann festzustellen, dass es nicht schön aussieht und sich erst recht nicht gut anfühlt, ist die anerkennende Wahrnehmung eines normalgewichtigen Körpers ein wichtiger Indikator dafür, dass doch noch ein Rest deiner weiblichen Körperlichkeit übrig geblieben ist. Als Magersüchtige fühlt man nämlich einfach gar nichts mehr – man hat keine Menstruation mehr, keine Lust mehr und kein realistisches Bild von Proportionen. Erst in der Klinik hatte ich Frauen um mich herum, mit denen ich dieses Leid und die Sehnsüchte nach dem „Sich-wieder-fühlen" teilen konnte.

Bei Bulimie ist es leider so: Man sieht die Not noch weniger als bei Anorexie. Zwar leidet der Körper extrem unter dem Wechsel von Fressattacken und Erbrechen, aber diese Wunden liegen meistens fernab des Sichtbaren. Geplatzte Äderchen, dicke Lippen, Zahnschmerzen oder Verstopfung kann man gut wegreden und anderweitig erklären. Ich kann mir bis heute nur ansatzweise vorstellen, welche Strapazen Leonies Leben mit sich brachte und ich bewundere sie sehr dafür, dass sie sich dennoch dieser hartnäckigen Krankheit stellt. Eines werde ich auf Ewigkeit mit ihr verbinden, denn diese junge Frau ist vor allem eines: kreativ und begabt. Sie schneiderte wunderschöne Werke und half mir, das Trauring-Kissen für meine Schwester und meinen Schwager zu nähen. Das war mein kleines Projekt in den letzten Tagen vor meiner Entlassung. Nach fast drei Monaten, drei Tage vor meinem 24. Geburtstag und zwei Wochen, bevor ich mit meiner Schwester nach Portugal zu ihrer Hochzeit fliegen durfte, wurde ich entlassen – aus meiner schönen, heilen Welt, aus meiner Käseglocke.

Mit den meisten Mädels aus der Klinik hatte ich kurz nach meiner Entlassung noch sehr regelmäßigen Kontakt, der sich aber mehr und mehr im Sande des Alltages verlief. Wie das eben so ist. Außer zu Kassja – wir beide blieben und bleiben uns sehr verbunden. Ich schätze sie als Mensch und Freundin nach wie vor, doch auch sie musste ich in gewisser Weise loslassen. Wenn man sich in einer derartigen Extremsituation kennenlernt und durch ein gemeinsames Ziel – Wir wollen wieder gesund werden! – verbündet, kann diese Verbundenheit nur dann langfristig bestehen bleiben, wenn entweder das Ziel bestehen bleibt oder es erreicht wurde, und zwar von beiden. Wenn also beide Seiten den Grund des Kennenlernens, eine zerstörerische Krankheit, so weit bewältigen konnten, dass Platz für andere Freundschaftsinhalte geschaffen werden kann. Beziehungspflege ist sowieso schon extrem schwierig, deswegen ist es nicht verwunderlich und schon gar nicht verwerflich, dass uns das nicht ganz geglückt ist. Jeder von uns hat wichtige Schritte in der Klinik gemacht, viele davon gemeinsam, aber wie man danach weiterläuft, an welcher Abbiegung man erneut vorbeikommt oder ob man sogar ganz neue tiefe Gefilde streift, entscheidet sich in jedem Leben ganz individuell.

Kassja nahm schnell zu und gelangte wieder zu ihrem serbischen Sexappeal. Doch in ihr drin sah es alles andere als sexy aus. Depressionen, neue Herausforderungen und Enttäuschungen zerrten an ihr. „Sie sieht ja wieder gut aus, also geht es ihr auch gut", war wohl die heimtückischste Schlussfolgerung, mit der man meiner guten Freundin begegnen konnte, doch genau das taten die meisten. Wieder wurde sie nicht gesehen, nur weil ihre Not nicht mehr offensichtlich, nicht mehr knochig war, ohne Streichholz-beinchen und Haarausfall. Ich tickte da anders – und tue es bis heute. Nichts sollte an mir haften bleiben, auch nicht ein einziges Milligramm, wenn ich mich nicht bewusst dafür entschieden habe und es wirklich wollte.

Als wir beide einmal aufeinander trafen, circa ein Jahr nach der Klinik, musste ich vorzeitig wieder abreisen. Die Herausfor-derung, uns so unterschiedlich zu sehen, zu erleben und nicht da-von beeinflussen zu lassen, war in dem Moment einfach zu groß. Doch was viel wichtiger ist: Wir verabschiedeten uns mit einer langen Umarmung, einem sanften Wangenkuss und einem „Hab dich lieb". Kassja und ich werden immer die beiden sein, die in der Klinik verwechselt wurden – ich habe Wurzeln in Montenegro und das machte uns zu Balkan-Sisters, die niemand auseinander-halten konnte, besonders nicht unsere Co-Therapeuten beim mor-gendlichen Wiegen, wenn wir fast nackt auf die Waage steigen mussten und ganz hilflos angesehen wurden, weil sie nicht wuss-ten, in welche Namensspalte sie das Gewicht eintragen sollten. Kassja wird immer meine Dance-Soul-Braut sein, mit der ich das schönste Fotoshooting meines Lebens hatte, auch wenn wir beide da noch ziemlich sch**** aussahen. Kassja wird immer die See-lenverwandte sein, die nachts zu mir ins Bett gekrochen kam, weil man zu zweit einfach besser schlafen kann. Kassja wird immer die sein, die sich mit dem legendären Spruch „Kassja, wie Kasse, nur mit ja" vorgestellt hat und die – wie ich!! – nie ihre Uhr umstellt, weil sie in einem halben Jahr sowieso wieder richtig geht.

Es sind und bleiben wundervolle Erinnerungen an jede dieser ein-zigartigen Wegbegleiterinnen. Es sind traumhafte Engel, die dich ein Stück des Weges begleiten, mit einer ganz bestimmten Aufgabe für eine ganz bestimmte Zeit – und einem oft damit verbundenen festgesetzten Abschied.

WAS BLEIBT, IST DIE
ACHTSAMKEIT

Frau Girke, machen Sie es einfach,
auch wenn es nicht einfach ist.

K.J.

Doch da gab es noch jemanden. Jemanden, der es enorm gut verstand, mich, vor allem aber meine Gedanken, zu verstehen und damit meistens mehr anfangen konnte als ich selbst. Er war kein Patient, kein Kranker (wobei er darauf wohl antworten würde: „Welcher Mensch ist nicht irgendwie krank?"), sondern er war die Schlüsselfigur des (rundum kompetenten, menschlich einfühlsamen und fachlich ausgezeichneten) Klinikteams und der Grund meiner kurzen Nächte, die ich damit verbrachte, meine Wände voller Zettelchen zu kleben, auf denen hilfreiche Sprüche und Einsichten standen. Mein Zimmer glich einer „Weisheit-Empowering-Yourself-Quelle" und nicht selten kamen Mitpatienten zu mir, um eine Runde durch meine fünfzehn Quadratmeter zu drehen und sich inspirieren zu lassen.

Knut Jöbges, den ich dir bereits vier Kapitel vorher vorgestellt habe (ja genau, der Achtsamkeitstherapeut, Qigong-Lehrer und sehr angenehme, weise Mensch), verdanke ich die Entdeckung der Achtsamkeit in meinem Leben und dadurch die meisten Erkenntnisse, die ich in der Klinikzeit und darüber hinaus errungen habe. Nicht unbedingt, weil er sie mir vortrug, sondern weil er mich dazu befähigte, eine andere Perspektive einzunehmen und sie von dort aus selbst zu entdecken. Oder noch besser: Er half mir, mich selbst in diese andere Perspektive zu versetzen.

Leider hatte ich als Kassenpatientin nur Anspruch auf eine Achtsamkeits- und eine IBT-Sitzung (Integrative Bewegungstherapie) pro Woche, beides unter Jöbges Leitung. In diesen Stunden schrieb ich so viel mit wie sonst nirgends – außer wir waren mit Gehmeditationen im Garten oder dem Erfühlen unserer eigenen Lebens- und Angstblase beschäftigt. Durch die Lehren der Achtsamkeit eröffnete sich mir ein völlig neuer Umgang mit meinen Gedanken und Gefühlen. Nach zehn Jahren, die ich intensiv darauf verwendet hatte, durch Gedanken in meinem Kopf eine Krankheit in meinem Körper einzunisten, sagte mir ein großer, schlanker Mann mit Fast-Glatze und Brille: „Deine Gedanken sind nichts weiter als Gedanken, sie haben keinerlei Macht über dich, außer du gibst ihnen die Macht." Meine Welt, meine Parallelwelt, lag in Trümmern. Nichts machte mehr Sinn. Meine Kopfkreisel, mein Zwangsimperium, mein perfekt inszeniertes Rollenspiel – alles dahin und futsch.

Das war der Punkt, an dem ich zum ersten Mal den Hauch einer Chance empfunden habe, jemals wieder gesund zu werden. Frei zu werden. Und ich habe langsam angefangen zu verstehen: Gedanken kommen, Gedanken gehen, sie werden wieder kommen, sie werden wieder gehen, manche bleiben etwas länger, manche kommen immer wieder und sind sehr laut, andere sind eher leise und du bemerkst sie kaum. Fakt ist: Es sind nur Gedanken, es ist nicht die Realität.

Wenn du denkst, du bist fett, dann heißt das nicht, dass du es auch bist.

Wenn du denkst, du bist eine Versagerin und kriegst einfach nichts hin in deinem Leben, dann bedeutet das nicht, dass du wirklich eine Versagerin bist.

Wenn du denkst, dass du alleine bist und niemand dir helfen will, dann bedeutet das nicht, dass du wirklich alleine bist.

Wenn du denkst, dein Leben hat keinen Sinn mehr, dann heißt das nicht, dass dein Leben wirklich keinen Sinn mehr hat.

Wenn du denkst, dass die Meinungen der anderen viel wichtiger sind als deine eigene, dann heißt das nicht, dass du wirklich auf sie hören solltest.

Ähnlich behandelt die Achtsamkeit auch unsere Gefühle:
Du hast Angst, aber du bist nicht deine Angst.
Du empfindest Trauer, aber du bestehst nicht nur aus Trauer.
Du bist wütend, aber du bist nicht aus deiner Wut gemacht.

Wir sind so viel mehr als nur Gedanken und Gefühle – damit war ich auch viel mehr als meine Krankheit und ich bekam nach und nach eine Idee davon, dass Jenifer Girke neben all den kranken Verhaltensweisen auch tatsächlich liebevolle Seiten hatte. Jöbges lehrte mich, all diese Gedanken und Gefühle annehmen zu dürfen, auch die abwertenden, gezwungenen, schädlichen, aber eben auch die positiven, lustvollen und schönen.

Damit erkannte ich einen Weg, mich selbst als vollständiges Wesen anzunehmen – und erst, wenn wir etwas annehmen, können wir es auch loslassen. Erst, wenn wir jede noch so blöde Macke an uns annehmen, können wir sie auch früher oder später ablegen. Jöbges wiederholte immer wieder, dass wir Menschen grundsätzlich frei sind. Frei in dem, was wir denken und fühlen. Der einzige, der uns vorschreiben will, in bestimmten Mustern zu denken und zu fühlen, sind wir selbst. Natürlich gibt es Länder mit Diktatoren, Beziehungen mit dominanten Partnern oder Familien mit strengen Eltern, die ein Gedankengut vorsetzen, dennoch bleibt die Kraft der Gedanken in letzter Instanz bei dem, der sie denkt – also bei dir selbst.

Stell dir vor, du fährst auf einer Schnellstraße. Auf einer Schnellstraße kommt man gut voran. Man kennt den Weg und weiß genau, wo und wie man am besten überholt. Jeden Tag fährt man diese Straße. Immer wieder. Jahrelang. Jahrzehntelang. Auch wenn man auf keinem anderen Weg so schnell vorankommt, vergisst man auf der sooft beneideten „German Autobahn" völlig, was daneben noch so abläuft. Die Natur und die Umgebung sieht man nicht, interessiert sich nicht dafür und beschränkt sich nur auf seinen Turbogang. Ganz unauffällig, rechts neben dieser Schnellstraße verläuft ein Schotterweg. Du bist schon tausendmal an diesem Schotterweg vorbeigefahren, ohne es zu merken. Eigentlich sieht er wirklich schön aus und von dort hat man eine ganz andere Aussicht auf die Umgebung. Dann beginnst du, an der Ausfahrt abzubremsen, aber du bist so sehr in deinem Schnellstraßen-Ding drin, dass du die Ausfahrt einige Male verpasst. Du merkst, was für eine Herausforderung es ist, vom Gas zu gehen und deine gewohnte Geschwindigkeit zu unterbrechen. Doch eines Tages schaffst du es, du holperst über den Schotterweg und findest dich in einem ganz neuen Blickwinkel wieder. Hier siehst du viel mehr, du riechst die Luft, du hörst Kühe, Heuschrecken und Vögel. Es dauert eine lange Zeit, bis dir dieser Schotterweg so vertraut vorkommen wird wie die Schnellstraße. Oft noch entscheidest du dich doch für die Speed-Variante. Aber jedes Mal, wenn du dich auf den Schotterweg traust, bist du fasziniert.

Es liegt ganz allein bei dir, welchen Weg du fährst, für welche Ausfahrt du dich entscheidest. In der Achtsamkeit sagt man: „Zwischen Reiz und Reaktion liegt immer eine Freiheit." Genauso ist es. Wir sind stündlich mit unzähligen Reizen konfrontiert. Das können ganz banale Dinge sein wie Werbung für einen Badreiniger. Aber je nach Individuum gibt es auch gefährliche Reize, zum Beispiel wenn ein trockener Alkoholiker die neue Wodka-Werbung sieht oder eine Magersucht-Gefährdete an der x-ten Almased-Reklame vorbeiläuft. Der Reiz, den Wodka zu beschaffen, den Appetitzügler zu kaufen, ist da, aber du hast die Freiheit, es tatsächlich zu tun oder einen anderen Weg einzuschlagen, den kleinen Schotterweg, den du noch nicht so gut kennst, aber eigentlich ganz gerne magst.

Egal, ob du es in der Achtsamkeit oder im Glauben an Gott findest: Wir sind nicht schutzlos ausgeliefert – weder der Werbung noch verletzenden Worten und auch nicht unseren eigenen Gedanken. Wir müssen uns lediglich bewusst werden, was wir alles können und dass wir in der Lage sind, auch den Schotterweg zu nehmen.

Ausgestattet mit all diesen Erkenntnissen, einer Fülle an Vorhaben, einem selbst genähten Trauring-Kissen und einer scheinbar unstillbaren Streuselkuchen-Lust, war ich bereit und motiviert, von nun an auf dem Schotterweg des Lebens zu stapfen und die Komfortzone, die Schnellstraße, hinter mir zu lassen. Blöd nur, dass die Schnellstraße nicht bereit war, mich hinter sich zu lassen. Wie Herr Jöbges sagen würde: „Frau Girke, machen Sie es einfach, auch wenn es nicht einfach ist." Und nein: Es war, es ist, nicht einfach.

WENN
SELBST-
MORD,
DANN
JETZT

Sich umzubringen ist einfach,
aber damit zu leben, ist besser.
J.G.

Einfach loslaufen. Ganz schnell. Der LKW kann nicht bremsen. Nicht schnell genug. Er nimmt mich mit. Unter seinen Rädern bin ich endlich ganz weit weg von diesen Gedanken, weg von diesen Kreisläufen, von dem Gefühl, versagt zu haben. Er reißt mich raus aus diesem Kampf, der eh keinen Sinn mehr macht. Er erlöst meine Familie, die schon so viele Nerven an mir lassen musste, so viele Tränen geheult hat, so oft verzweifelt war. Er macht mich frei. Tot zu sein macht mich endlich frei.

Mitten in Hamburg stand ich an dieser Kreuzung – mal wieder an einer Schnellstraße. Dieses Mal wollte ich aber nicht mitspielen im Racing Game, nicht mehr herausfinden, wo die Grenze meiner Geschwindigkeit war, nicht mehr vergleichen, wie viel schneller ich war. Dieses Mal wollte ich nicht mitmachen.

Ich wollte das Gelernte anwenden, die Klinikerfolge ausbauen, meinen Pfad weitergehen, den Schotterweg abtasten, aber alles und jeder um mich herum schien mich davon abhalten zu wollen – ich war umzingelt von Schnellstraßen-Hamsterrädern, die mich zu sich lockten, von Anzugträgern und Dior-bestückten Geschäftsfrauen, die mir mit Eurozeichen in den Augen triumphierend über die Effektivität ihrer unzähligen Überstunden erzählten, überall schrien mir Werbeplakate und Diener meiner alten Götzen entgegen mit der Botschaft „dünn, dünner, am dünnsten" und missbrauchten für ihre gemein-gefährlichen Ziele schutzlose Schaufensterpuppen, die aussahen wie Tatjana zu Beginn ihrer Klinikzeit. Sie trugen Jeanshosen, die ich mit leichtem Untergewicht nicht ansatzweise über meine „fetten Hüften" bekam, wurden bewundert von dürren Mädels, die sich an erschreckenden Schönheitstrends importiert aus japanischen „Teenager-Selfie-Zimmern" orientierten und gehörten zu dieser krankhaft von Perfektion gesteuerten Gesellschaft, von der ich zu oft hörte: „Drei Monate Klapse? Na, dann sollte ja jetzt wieder alles gut sein."

Ich war müde – müde vom Hasten und davon, gegen das Mithasten anzukämpfen. Ich war erschöpft, all die Hamster zu sehen, ihre Nähe auszuhalten und erschöpft davon, mich immer und immer wieder zu ermahnen, nicht selbst wieder in mein eigenes Rad zu steigen. Meine Dozenten und Professoren wussten nichts von meinem Klinikaufenthalt, da er genau in die Zeit der Semesterferien gefallen war, nur wenige Freunde waren eingeweiht.

Um nicht ganz alleine in meiner Berliner Bude zu hocken, voller schmerzhafter Erinnerungen an eine junge Frau, die sich in der Zeit vor dem Klinikaufenthalt Stück für Stück das Leben aus ihren Adern gerackert und gehungert hatte, ging ich für ein paar Wochen zu meiner Schwester und ihrem damals Verlobten. Doch auch in Hamburg liefen diese Hamster ihre Kreise und die Innenstadt war voll von „So-sollst-du-sein-und-aussehen-Schrott".

Ich sehnte mein kleines Klinikdorf herbei, den Entensee, den aufgewärmten Asphalt, Leonies Schulter, an die ich mich immer anlehnen konnte und Kassjas Nähe, die alle noch so tief hängenden Sorgenwolken wie ein Sonnenmonsum wegzaubern konnte. Ich dachte, nach der Klinik würde es mir besser gehen. Objektiv betrachtet war das zwar auch der Fall – ich wog über zehn

Kilogramm mehr und hatte vieles dazugelernt –, doch an dieser Straßenkreuzung fühlte ich, wie schwer es war, all das nicht zu verlieren, geschweige denn weiterzuverfolgen.

In meiner letzten Klinikwoche hatte ich endlich die Gewichtsgrenze erreicht, ab der man bei einem leichten Nordic Walking mitmachen durfte. Kurz bevor mich meine Mutter nach drei Monaten wieder abholte, tappte ich voller Stolz mit unserem Sporttherapeuten durch den Wald und ließ mir diese Genugtuung an Bewegung und Frischluft nicht entgehen. Da ich schon mein Zimmer abgegeben hatte, zog ich mich auf der Toilette um – ich schlüpfte in schöne beige-blaue Stiefeletten und wählte ein Outfit, das nach Selbstbewusstsein und Weiblichkeit aussah. Ich konnte es kaum erwarten, meiner Mutter zu begegnen und diesen Abschnitt mit bereichernden Erinnerungen hinter mir zu lassen. Keinen Tag weniger hätte ich dort sein wollen, aber nun war es Zeit zu gehen. Ich war bereit.

Meine Mutter lächelte mir entgegen, ich verabschiedete die restlichen Mädels und bekam mit, wie Janina meiner Mutter rührend erzählte, wie sehr sie mich vermissen würde und wie gut ich ihr in dieser Zeit getan hätte. Janina und ich hatten so einige Treppensitzungen: wenn ihr die Therapiestunden zu viel wurden, lief sie raus, ich lief hinterher und wir landeten beide im Treppenhaus, sitzend und heulend, betend und Mut zusprechend.

Diese junge, wunderschöne Frau ist ein ganz typisches Opfer unserer Beauty-Gesellschaft. Ihre Kamera war voll von Selfies, auf denen sie sich möglichst schön, möglichst dünn darstellte und damit Bilder produzierte, die allein ein großes Ziel hatten: Geliebt zu werden, als schön befunden zu werden, den Ansprüchen an Attraktivität zu genügen, mit denen vor allem Frauen immer intensiver konfrontiert sind. Zuzunehmen verband Janina mit hässlich werden, nicht mehr genug sein, eklig sein und all das aufgeben, wofür sie sich doch so sehr ins Zeug gelegt hatte. Ihren Wert gaben ihr nicht Menschen, die sie liebten und erst recht nicht sie selbst; ihr Wert war für sie nichts, was sowieso Daseinsberechtigung hatte, einfach weil sie lebte; nur eines konnte ihr sagen, wie viel Wert sie war: der Spiegel. Sah sie darin jemanden, der dünn und schön genug war, war sie zufrieden. Doch sah sie darin nur ein Milligramm zu viel, dann war sie wertlos, dann brach sie hilflos zusammen, dann hungerte sie, bis sie wieder genug abgenommen hatte, um sich erneut der Wert-Frage zu stellen.

Dazu kommt erschwerend, dass dieses Spiegelbild zu einer immer größeren Lüge wird, denn essgestörte Menschen sehen nicht eine realistische Abbildung im Spiegel, sondern ein Produkt ihrer schadhaften Gedanken und falschen Vorstellungen unterliegenden Illusionen. Wenn dein Unterbewusstsein dauerhaft dem Befehl ausgesetzt wird, alles zu tun, um ein bestimmtes Ziel deiner äußeren Erscheinung zu erreichen (zum Beispiel abzunehmen oder extreme Muskeln aufzubauen, den Busen zu vergrößern oder die Falten wegzubekommen), dann verfälscht sich auch der Blick in den Spiegel: schlank ist nicht dünn genug, muskulös ist nicht stark genug, faltenfrei ist nicht glatt genug und DD ist nicht groß genug. Man kann leider (ähnlich wie mit den Gedanken) seiner eigenen Wahrnehmung nicht mehr vertrauen und benötigt entweder eine realistische objektive Einschätzung von außen (Arzt, Experte) oder Messwerte, die nüchterne Fakten darstellen. Wenn das Messband einen Brustumfang von 200 Zentimeter misst, dann kann man zwar sagen, dass man immer noch kleine Brüste hat, aber es stimmt de facto nicht. Und wenn die Waage ein gefährlich niedriges Körpergewicht anzeigt, das laut BMI (Body-Maß-Index) weit unter Normalgewicht liegt, dann kann man sich immer noch dick fühlen, wenn man in den Spiegel schaut, aber auch das entspricht nicht der Realität. Was Außenstehende oft nicht nachvollziehen können, ist, dass es zwar Einbildung ist, aber die Betroffenen es wirklich so sehen.

Mädchen wie Janina gibt es zuhauf da draußen – nicht alle treiben es bis in die Magersucht, aber das ist auch nicht notwendig, um zu leiden und sich unwohl in seiner Haut zu fühlen. So viele Frauen ringen mit ihrem Aussehen und lassen das Bewerten dessen ihr gesamtes Leben bestimmen – Wie sexy finden mich Männer? Welche Kleidergröße passt mir? Wie gut sehen meine Freundinnen aus? Wieso wird meine Kollegin so nett von dem Kantinen-Koch begrüßt und ich nicht, bin ich etwa nicht so hübsch wie sie? Wie oft muss ich ins Fitnessstudio, um dieselben strammen Beine zu haben wie Heidi Klum (allerdings bräuchtest du dann auch wie sie eine Horde Personal Trainer und Photoshop)? Wann bin ich endlich diese Schwangerschaftsstreifen los? Wieso kann ich nicht auch blaue Augen haben? Warum nehme ich nur am Busen ab und andere nicht? Warum kostet Fettabsaugen so viel?

Nur die wenigsten haben den Mut wie Janina, dieses Denken als Problem zu identifizieren und sich helfen zu lassen. Natürlich ist es mit einem Klinikbesuch nicht getan, denn danach fängt die eigentliche Arbeit erst an. Ich weiß, dass Janina bis zum Schluss sehr stark damit zu kämpfen hatte, alte Ideale loszulassen und ihre Schönheit anzunehmen, so wie sie ihr gegeben wurde und nicht nur als heruntergehungertes Schlankheitsopfer. Oder als Fitnessbraut, die Hungern mit Trainieren ersetzt, also von dem einen Zwang in den nächsten übergeht und sich dadurch vorgaukelt, geheilt zu sein, schließlich isst sie ja, ohne zu merken, dass sie von Selbstakzeptanz und Selbstliebe immer noch genauso weit entfernt ist wie vorher. Die Timeline voll von „Feeling great – eingecheckt in Fitnessstudio xy" und schon wieder mitten in der hochgepriesenen, insgeheim lebensgefährlichen „Alles-super-Blase".

Diese Opfer, solche Janinas, treffe ich tagtäglich – dieses Problem wird größer und damit auch schwieriger für diejenigen, die sich davon befreien wollen. So wie ich.

Es dauerte keine zwei Stunden, bis ich den ersten Schwall an Überforderung spürte. Schon an der ersten Raststätte, an der wir etwas zu Mittag essen wollten, stand ich hilflos vor den vielen Auswahlmöglichkeiten und wusste gar nicht, was davon ich nun auf meinen Teller tun sollte. Gleichzeitig wollte ich keine Schwäche gegenüber meiner Mutter zeigen und merkte sofort: Okay, Buffet-Essen ist wohl noch eine Baustelle, an der ich arbeiten muss. Es blieb nicht bei dieser einen Baustelle.

Die Tage bei meiner Schwester glichen einem Sprung ins eiskalte Lebenswasser. Sie und Oliver taten mir sehr gut, gaben mir Orientierung und das Gefühl, gebraucht und gewollt zu sein. Doch alles andere musste ich neu lernen – Alltag musste ich neu definieren, schließlich stand meine Alltagsbewältigung seit dem ersten Tag, an dem ich alleine wohnte, unter dem Zeichen des Übertreibens, des Zuvils, des Immer-mehr-Machens und meistens auch des Hungerns. Mein Geburtstag war leider nicht diese schöne „Endlich-aus-der-Klinik-und-gesund-Illusion", die ich mir so farbenfroh ausgemalt hatte, denn anstatt das Musical „König der Löwen" zu genießen, zermürbte ich mir den Kopf darüber, ob ich in der Pause wirklich eine Brezel essen sollte. Gedanken. Gedankenschleifen. Gedankenschwärme. Gedankenkreisel. Da waren sie wieder – die konnte ich leider nicht mit meiner Trinkflasche und dem Zimmerschlüssel in der Klinik abgeben. Die Gedanken nahm ich mit. Sie kamen, sie gingen und ich hatte täglich unzählige, ungewollte Möglichkeiten, Akzeptanz und Achtsamkeit zu üben.

Veränderungen in Verhalten, Ansichten und Denkmustern sind bereits für den, der sich aktiv verändern möchte, eine enorme Herausforderung, ganz gleich ob er oder sie jahrelang psychosomatisch krank war oder einfach etwas in seinem oder ihrem Leben verändern wollte. Raus aus der Komfortzone, Dinge gezielt anders machen, Strukturen aufbrechen und sich eigener

Fehlentscheidungen bewusst werden, ist für jeden Menschen eine riesengroße Aufgabe. Selbst wenn man ganz genau weiß, dass das bisherige Tun und Machen kontraproduktiv für das Selbst, die Gesundheit oder Beziehungen im Leben war, heißt das noch lange nicht, dass man es einfach so umkehren kann, weil man eben weiß: Okay, danach wird es mir besser gehen. Dein Unterbewusstsein, deine Gedankenwelt, deine Synapsen-Schnellstraßen brauchen Zeit, um sich umzugewöhnen. Wenn dann aber auch noch äußere Einflüsse hinzukommen, die einen wieder in die alte Richtung drängen, rauf auf die Speed-Fahrbahn, zurück in flüchtige Glücksmomente und augenscheinliche Übergangszufriedenheit, entwickelt sich das Vorhaben einer langfristigen Veränderung zu einem Disneyland-Wunsch mit feuerspeienden Drachen, bösen Stiefmüttern und einem verlorenen goldenen Schuh. Ein Märchen, das in schön verzierten Büchern ein Happy End findet, aber niemals in der Realität. Niemals in meiner Realität.

Der entscheidende Grund, warum ich den LKW an mir vorbeibrausen ließ, war die unerträgliche Vorstellung, wie meine Schwester ohne Trauzeugin am Strand von Portugal stehen würde. Ihre Tränen wären keine Freudentränen. Madeleine und Oliver wollten sich im kleinsten Kreis das Ja-Wort geben – nur sie, Olivers Bruder, der auch sein Trauzeuge war und ich (inklusive Trauringkissen). Egoismus war noch nie meine Stärke, also wusste ich, das konnte ich meiner Schwester nicht antun. Ich musste das hinbekommen. Für sie. Für die Menschen, die mich brauchten und liebten. Auch wenn es in diesem Moment unmöglich zu erreichen schien, war es dennoch realistischer als die Vorstellung, nicht in dieses Flugzeug nach Portugal zu steigen.

Ich wusste, dass es ein langer, mühseliger Weg werden würde, ich wusste, was meine Bezugstherapeutin meinte, als sie mir sagte, dass ich jetzt gut vorbereitet sei, um richtig an mir zu arbeiten. Ich verstand, warum all die Foren einen Klinikaufenthalt als den Anfang einer Therapie beschrieben und ich war sehr froh darüber, dass mir meine ambulante Therapeutin einen Wiedersehen-Termin versprochen hatte. Depression, Burnout, Essstörung und sämtliche andere Leiden können nicht in einem Klinikaufenthalt von zwei, acht oder zwölf Wochen einfach so „weg-geeinhornt" werden. Sie können aufgezeigt, analysiert und vielleicht teilweise verstanden werden, die Patienten können Strategien und Hilfsmittel für ihren Heilungsweg erarbeiten und sie können in einer auf ihr Wohlbefinden ausgerichteten Umgebung mit verständnisvollen Mitmenschen sich ganz und gar dem eigenen Ich und ihren weiteren Lebenswünschen widmen. Aber man erledigt solche Probleme nicht einfach mal so. Man wird kein anderer Mensch, man schluckt nicht den Hokuspokus-Trunk oder fällt in einen Superkräfte-Saft wie Obelix und ist von da an immun gegen jeglichen schädlichen Einfluss.

Man sagt, so eine Aufarbeitung dauert in der Regel so lange, wie auch der Prozess der Krankheit und des Leidens gedauert hat. Arbeitet man also seit fünf Jahren nur noch bis zum Anschlag und opfert sich einzig und allein dem Job – schläft im Büro (oder auf dem Schreibtisch ein), nimmt keinen Urlaub mehr, zieht ein Projekt nach dem anderen durch, vernachlässigt Hobbys, Freunde und Partnerschaften (die drei Ws), konsumiert unzählig viel Kaffee, wirft sich im schlimmsten Fall auch noch Wachmach- beziehungsweise Wachbleib-Pillen ein oder sucht im Alkohol und anderen „Genussmitteln" einen Ausgleich – wird man innerhalb von fünf Wochen Reha oder Kur (wie viele Menschen gerne dazu sagen, weil es sich weniger nach „Ich habe ein Problem, ich bin krank und brauche Hilfe" anhört, mit anderen Worten, weil es gesellschaftsfähiger klingt) nicht zu einem ausgeglichenen, acht Stunden schlafenden, Urlaub buchenden, Taekwondo ausübenden, regelmäßig in die Sauna gehenden Grüntee-Trinker.

Ich nahm mir zehn Jahre lang Zeit, meine Krankheit in ein Maß ausgetüftelter Perfektion zu treiben, sollte ich mir dann nicht auch mindestens zehn Jahre Zeit nehmen, um genau so sorgfältig, doch viel bedachter und achtsamer diese ganzen Schritte der Selbstzerstörung mit einem selbstliebenden Anspruch zu ersetzen? Und wenn ich auf diesem Weg bin, sollte ich ihn dann nicht nur für zehn Jahre, sondern mein ganzes Leben lang weiterverfolgen? Wäre es also nicht genau im Sinne des Alten, (Über)Fordernden, Drängenden, wenn wir uns zu Heilung und Umkehr zwängen, uns eine Deadline setzten, wann wir es denn endlich geschafft haben müssten und damit vordefinierten, wann und wie lange wir unserem Körper und unserer Seele erlaubten, sich von den durch uns zugefügten Wunden zu erholen?

Von meinen zehn Jahren sind dreieinhalb bereits rum und in diesen 1278 Tagen habe ich echt einiges gelernt, verlernt und wieder neu gelernt; ich bin Schleifen gelaufen, Spiralen geklettert, aber ich bin immer irgendwie vorangekommen; ich habe mich selbst besser kennengelernt und vor allem habe ich erkannt, wie wenig ich über mich weiß. Ich bin froh, dass mir rein statistisch gesehen noch sieben Jahre zustehen, in denen ich immer wieder an alten Kräckern zu knabbern haben werde, sie einweiche und mir klar mache, wohin damit.

In existenziellen Dingen brauchen wir Stabilität – ich kann nicht zehn Jahre lang rumhungern, meinen Körper missachten, ihn einem schädlichen Untergewicht oder anderen Verletzungen aussetzen oder andauernd wieder zur Flasche greifen, nur weil ich die Entschuldigung habe: „Ich bin noch in der Aufarbeitungsphase." Das ist Bullshit und Selbstverarsche. Medizinische Gefahren sowie auch eine bedrohliche Verchronisierung des Problems müssen ausgeschlossen werden – und da heißt es auch mal: Arschbacken zusammenkneifen und durch.

Aber tief sitzende Prozesse und im Unterbewusstsein verankerte Handlungsmuster benötigen viel mehr Zeit, als wir es uns meistens wünschen. Manche brauchen jeden Atemzug bis zum Schluss, denn das Leben hier ist kein vorgefertigter Gugelhupf-Kuchen oder ein Mandala wie bei Malen nach Zahlen mit garantiertem Erfolg – es ist ein ständiger Prozess, ein immer anders erscheinendes Fraktal, ein wunderschöner Garten, der wieder und wieder gepflegt, von Unkraut bereinigt und mit neuen Samen beschenkt werden darf.

Doch die meisten Patienten, die ich kennengelernt habe, sind nach dem Aufenthalt wieder in ihren Job, ihre Beziehungen und die damit verbundenen Erwartungen zurückgekehrt (wohin denn auch sonst). Viele derjenigen, die sich so einen Aufenthalt genehmigen und zurückkehren, schämen sich sogar, werden schräg beäugt von Kollegen, die hinter ihrem Rücken tratschen: „Das nächste Mal sage ich auch, ich hab Burnout und mach Urlaub auf Mallorca", und sehen sich mit einem geballten Unverständnis konfrontiert.

Den Mut, psychische Probleme und Überlastung ernst zu nehmen, haben mit steigenden Leistungsanforderungen immer weniger Menschen, gleichzeitig hätten es immer mehr dieser Betroffenen dringend nötig, (nicht nur) einen Gang zurückzuschalten. Ein Dilemma, in das unsere Arbeitswelt immer tiefer hineinschlittert, und das von zusätzlichen gesellschaftlichen Anforderungen an Aussehen, Ernährung und Lifestyle verstärkt wird. Die Folge davon sind unzufriedene Menschen, die den Bezug zu sich selbst, den Blick für ihre naturgegebene Schönheit und das Bewusstsein für ihren unantastbaren Wert völlig verloren haben. Die jegliche Balance im Leben an äußere Reize koppeln und ihre Definition wie einen Wikipedia-Artikel von anderen schreiben lassen, nicht wissend, dass sie dadurch zu einem Flickenteppich aus Besserwisser-Weisheiten, Reichtumgehabe, fremdgesteuerter Meinungsbildung und profitgesteuerten Maßstäben werden.

Somit ist es absolut nicht verwunderlich, dass immer mehr Menschen nicht wissen, wie sie mit diesem Dilemma umgehen sollen. Sie sitzen in einem Umfeld, das sie krank macht. Der Raum, sich ihrer Gesundheit zu widmen, wird ihnen entweder nicht gegeben oder sie müssen ihn sich so hart erkämpfen, dass sie völlig eingeschüchtert zurückkehren und den Leistungsdruck umso mehr spüren. Können sie ihr Umfeld nicht ändern, sich aber auch nicht damit arrangieren, stecken sie fest. Sucht, Selbstgeißelung, Sorgenmachen bis hin zu Suizidgedanken sind häufige Folgen, die im Verborgenen bleiben, aus Angst vor Verurteilung oder existenziellen Konsequenzen, wie zum Beispiel einer Kündigung.

Es ist erschreckend, wie viele Menschen, mit denen ich während dieser Buchentstehung gesprochen habe, schon an Selbstmord gedacht haben oder sogar regelmäßig daran denken. Einfach nur, um dem Druck nicht länger standhalten zu müssen, um ihre Heile-Welt-Rolle abgeben, ihre Dauergrinse-Maske absetzen, das Perfekt-Sein-Korsett ausziehen zu können, das ihnen sowieso immer mehr die Luft zum Atmen abschnürt.

Es war zwei Tage nach meinem Geburtstag, am 30. September 2014, als ich entschied, nicht aufzugeben, nie mehr mit dem Gedanken zu spielen, mich umzubringen. Den Gedanken zu haben – das konnte ich nicht verhindern, aber ich spielte nicht mehr mit ihm, ich ließ ihm keinen Raum mehr, keine Macht. Ich blieb. Am Leben. Punkt.

ICH MUSS NICHT GELIEBT WERDEN, UM MICH SELBST ZU LIEBEN

Wie viel schöner ist es doch, deine Liebe zu geben,
wenn du selbst weißt, wie sich diese Liebe anfühlt.
J.G.

Es war eisig kalt und fühlte sich an wie minus 50 Grad. Ich stand mit meiner Winterjacke, Handschuhen, Notizblock und Stift neben dem Kameramann und ging meine Fragen für das nächste Interview durch. Rumänien im Dezember – Videoproduktion für einen gemeinnützigen Verein und ich mittendrin, mitten in meinem Element. Ich liebe diese Arbeit. Wir drehten einen Film über eine junge Frau, der durch die Aktion „Weihnachten im Schuhkarton" neue Hoffnung und neuer Lebensmut geschenkt wurde. Ihre Geschichte zu hören, ihren Lebensweg nachzuvollziehen und all das einem weiten Publikum zugänglich zu machen, erfüllte mich mit tiefer Dankbarkeit und Freude.

Neben den Dreheinsätzen besuchten wir auch abgelegene Regionen, die von Roma und Sinti bewohnt wurden. Dort trafen wir auf bitterarme Verhältnisse: Die Frauen liefen mit Bademänteln und Plastikschlappen herum, sie verbrannten alles, was sie finden konnten in ihren alten, stinkenden Öfen und atmeten dadurch schädliche Giftstoffe ein. Winzige Bruchbuden, keine zehn Quadratmeter groß, waren das Zuhause von mehreren Generationen und der Schlafplatz von fünfzehn oder mehr Personen. Nur mit viel Bedacht und von tiefem Respekt gekennzeichneter Vorsicht drangen wir in diese erschreckende Lebensrealität mit unseren Fragen und Kameras ein. Bei meiner Arbeit als Journalistin hat das Wohlbefinden meiner Protagonisten oberste Priorität. Ich möchte mit meiner Arbeit der westlichen, wohlhabenden Gesellschaft aufzeigen, welche Regionen der Welt besondere Unterstützung und mehr Aufmerksamkeit benötigen, dafür muss ich Lebensumstände verständlich machen.

Doch bevor ich unserer Gesellschaft etwas erkläre, erkläre ich diesen Menschen, warum ich tue, was ich tue. Dafür nehme ich mir Zeit, sie kennenzulernen, ihnen Ängste zu nehmen und Vorurteile aus dem Weg zu schaffen. Ich führte ein Gespräch auf Augenhöhe mit ihnen, versuchte nachzuvollziehen, was es bedeutet, sich seine Lebensumstände nicht aussuchen zu können, sondern in Armut geboren zu werden und in aller Regel auch in dieser zu sterben. Gerade bei den Roma und Sinti ist es üblich, dass sie bereits im Teenageralter mit 14 Jahren verheiratet werden, und nicht selten ist eine 25-jährige Frau mehrfache Mutter, ohne jemals eine Schule von innen gesehen zu haben. Ich bewunderte sie dafür, dass sie trotz ihrer Situation und einer damit oft verbundenen Hilflosigkeit dennoch weitermachten, weiterlebten und uns mit einem offenen Herzen und einem warmen Lächeln begegneten. Ich bedankte mich bei ihnen, dass wir als Fremde so tief in ihr Leben blicken durften und sie allein durch unsere Erscheinung mit einem viel weiter entwickelten Leben konfrontierten, von dem die meisten nicht einmal zu träumen wagten.

Ich war überwältigt davon, welch natürliche Anmut diese Mädchen in sich trugen – die bitterlichen Verhältnisse, ihre Armut, ihre Bedürftigkeit, ihre Mängel waren wie ausgeblendet, wenn man in ihre Augen blickte. Fehlende Pflegeprodukte, Zeichen schwerer Arbeit und Wunden eines harten Alltags konnten nicht ansatzweise ihre verzaubernde Ästhetik verbergen. Doch ich fand noch etwas anderes besonders schön an ihnen: Sie waren dünn, manche sehr dünn. Was auch sonst, wenn man kaum etwas zu essen hatte und mit billigen Bademänteln bei Eiseskälte überleben musste. Und was machte das mit mir? Ich spürte Neid. Ja, ein Teil von mir, der mit in der Klinik, mit in den Achtsamkeitsstunden und mit auf jedem Schritt danach war, war neidisch. Eifersüchtig. Hatte argwöhnische Gedanken: „Wie unfair ist das denn? Die haben alle eine schlanke Figur, weil sie einfach nichts zu essen bekommen. Sie müssen sich nicht für oder gegen das Essen entscheiden. Sie haben einfach nichts."

Klingt absurd? Ist es auch. Klingt nach einer schizophrenen Persönlichkeit – einerseits das Leid lindern wollen, es andererseits beneiden? Ist es auch. Wie ich damit umgegangen bin? Ich habe nicht hingehört. Das sind diese Art von Gedanken, denen man einfach keine Aufmerksamkeit schenken darf. Ihren Ursprung haben sie nicht in meinem Wesen, das bin nicht ich. Denn: Ich bin nicht meine Gedanken. Das sind Ableger einer psychischen Krankheit, die mein Denken und Wahrnehmen immer wieder aufs Neue versuchen einzunehmen und dabei keine Grenzen kennen. Arme Menschen zu beneiden ist genauso dämlich wie der Kellnerin zu unterstellen, sie würde mir extra eine größere Portion auf den Teller packen, um mich zu mästen. Oder Freunde in der Klinik zu beschuldigen, sie hätten ihr Handy extra im Zimmer liegen lassen, um noch einmal aufstehen und Treppen laufen zu können.

Alles und jeder wurde zum Feind, zum Vergleichsopfer, sobald er oder sie für die Ausprägung meines Zwangs keine Unterstützung darstellte. So auch diese rumänischen Mädchen.

Als ich diese Szene abends im Hotelzimmer Revue passieren ließ, musste ich bitterlich weinen. Ich saß auf meinem Bett, den Laptop vor mir, schrieb Facebook-Posts und Blogartikel, sah mir die Fotos durch, blickte tief in diese gekennzeichneten Gesichter und schämte mich. Ich bat um Entschuldigung – bei Gott, bei der Welt, bei diesen Familien, letztendlich bei mir selbst – und hoffte, dass irgendwer es hören konnte. Ich war mir selbst so fremd und konnte nicht verstehen, warum ich denn Monate nach der Klinik und ambulanter Therapie immer noch solche gestörten Gedanken haben konnte. Und so was soll ich annehmen? Einfach da sein lassen? Herzlich begrüßen, wie Herr Jöbges immer sagte? Wie soll das denn bitte gehen? Auch wenn ich mitten in diesem armen Land stand, von Nöten umgeben, widmeten sich meine Gedanken in diesem Moment wieder einmal nur einem: mir. Ich. Ich. Ich. Meine Krankheit, mein Zwang, mein Streben.

Psychische beziehungsweise psychosomatische Krankheiten sind wahnsinnig egoistisch. Ob Depression, Alkoholsucht oder einfach die berühmte Badewanne voller Selbstmitleid: All das stellt den Betroffenen ins Zentrum seines eigenen leidvollen Universums und lässt ihn alles andere um sich herum vergessen. Dieses Phänomen führt zu Verhaltensweisen, mit denen man enge Vertraute verletzt, Freunde verscheucht, Fremde wegstößt, Bedürftige ignoriert und letztendlich sich selbst völlig verliert.

In der Achtsamkeit heißt es „It is simple but not easy." Wir hören gerne Lob, sind es gewohnt, gute Noten und Bewertungen zu bekommen, aber diese beschriebenen Abgründe unseres Denkens und Seins zu akzeptieren, ist wahnsinnig schwierig. Vor allem, wenn man doch (so wie ich) extra in eine Klinik gegangen ist, um das auf die Reihe zu kriegen. Die Crux daran ist: In dem Moment, in dem ich es wahrnehme und merke, wie absurd diese Gedanken sind, auch wenn ich sie nicht abstellen kann, kriege ich es bereits auf die Reihe. Reflexion ist ein wichtiger Schritt in dem Ändern unserer Denkmuster. Zuerst muss man der bitteren Wahrheit ins Gesicht sehen, dann kann man daran arbeiten, diese Wahrheit anzupacken und mit ihr zu arbeiten.

Wir haben nur diesen einen Körper, wir haben nur diesen einen Kopf, da ist nichts anderes, mit dem wir arbeiten könnten. Wenn wir also diesen Kopf und seine Gedanken verurteilen und uns ihm verweigern, an welchen Kopf sollen wir uns denn dann wenden? Woher sollen dann hellere Gedanken kommen? Solange wir keinen siamesischen Zwilling haben oder die Medizin so weit ist, dass es Ersatz-Gehirne im Drogeriemarkt gibt, müssen wir uns mit dem zufriedengeben, was wir haben, was wir sind und es als formbare Masse sehen, die wir mit den richtigen Werkzeugen in ein gutes großes Ganzes bringen können.

Akzeptanz ist dabei nicht nur eines der wichtigsten Instrumente, sondern auch die Spachtelmasse, die uns zum Auf- und Abbauen zur Verfügung steht. Das Konstrukt, das am Ende rauskommt, ist nicht perfekt, es ist ein Anfang, der immer wieder neu modelliert, erweitert und verändert werden kann. Das ist das Schöne an der ganzen Sache, ja das Schöne an uns: Wir sind kein Roboter mit Endprogrammierung, keine Waschmaschine, die nach dem letzten Schleudergang einfach aufhört, sich zu drehen. Wir haben immer wieder die Chance uns zu entwickeln, Dinge anders zu gestalten, Entscheidungen zu überdenken und neue Wege einzuschlagen. Unser Denken ist nicht festgesetzt, unsere Handlungsweise nicht vorgeschrieben, unser ganzes Sein unterliegt keinem fixen Bild, das wir erreichen müssen. Wir sind ein Prozess – jeder Gedanke, jedes Gefühl und jede Entscheidung, wie wir damit umgehen, leiten diesen Prozess: Mal geht es geradeaus, dann wieder hin und her, gerne auch mal zurück, aber wir bleiben nicht stehen. Jede Entscheidung ist ein Schritt, selbst sich nicht zu entscheiden ist eine Entscheidung und wird unser Leben in eine gewisse Richtung lenken. Wir können alles denken, alles fühlen, alles damit tun – wir müssen uns nur die Freiheit geben, uns dafür oder dagegen zu entscheiden.

Nach der Hochzeit meiner Schwester (sie war die wunderschönste Braut, die ich je gesehen habe und passend zum Ja-Wort brach die Wolkendecke über dem Traumpaar auf und die Sonne schien auf sie wie ein ganz persönliches Geschenk vom Himmel) ging es für mich wieder zurück in den Berliner Trubel. Ich schrieb meine Bachelor-Arbeit, stellte mir fünf Mal am Tag den Wecker zum Essen und lernte Schritt für Schritt, dass es auch in meinem Leben, auch in dieser hektischen Stadt ein langsameres Tempo geben kann als nur Vollgas. Ich definierte meine drei Ws neu. Das hieß auch, dass ich so manchen schmerzhaften Abschied von Menschen nehmen musste, die mir in meiner Entwicklung einfach nicht guttaten.

Ich tastete mich ganz langsam an das Thema Bewegung heran und merkte schnell, wie anfällig ich dafür war und bin, dieses W durch Attribute wie „viel" und „heftig" in ein UW (Unwohlfühl-Aktivität) zu kehren. Wohlfühl-Orte fand ich in süßen Cafés, im Gottesdienst, im Park oder auf meiner Couch, und versuchte alte Erinnerungsplätze wie Laufstrecken oder Muckibuden zu meiden.

Nur drei Wochen nach meiner Rückkehr nach Berlin besuchte ich ein Benefizkonzert. Die Band, die spielte, war gut, präsentierte den Zuhörern emotionale Lieder, die zum Träumen und Lauschen einluden. Meine Aufmerksamkeit fiel nach wenigen Tönen auf den Gitarristen. Gutaussehend, attraktiv und die Sorte von Mann, bei der ich mit meinem verkrüppelten Selbstbewusstsein dachte: Ja, Jeni, dann fang mal an zu träumen, mehr wirst du da nicht erreichen können. Auf der Veranstaltung konnte man für den guten Zweck an einer Tombola teilnehmen und obwohl ich noch nie etwas bei Glücksspielen gewonnen hatte, wurde am Ende des Abends tatsächlich meine Nummer ausgerufen – durch ein Mikrofon, laut und deutlich – mit der Aufforderung, doch bitte nach vorne zu kommen. Echt jetzt? Bitte nicht. Die Mikrofonwächterin blieb hartnäckig und wiederholte den Appell, was das Ganze nur noch peinlicher machte. Na gut, dann halt los. Beschämt, den Kopf leicht nach unten gesenkt (in solchen Momenten bin ich besonders dankbar für meine dicken Haare, die mein Gesicht fast vollständig verdecken können, ohne dass es nach böser Absicht aussieht), nahm ich den Hauptgewinn entgegen: ein Vesper-Gutschein. Süße Idee, dachte ich, „Vielen Dank", sagte ich und drehte mich schnellstmöglich um, in der Anonymität der Menge verschwindend.

Dachte ich zumindest. Denn kurze Zeit später sprach mich dieser unverschämt charmante Mann an, natürlich auf den Vesper-Gutschein, auf was denn auch sonst. Bei der Frage „Und was machst du so?", fühlte ich leichte Überforderung. Was sage ich denn? „Ach, weißte, ich komm gerade von meiner Schwester aus Hamburg, da wollte ich mich fast von einem LKW überfahren lassen, hab ich dann aber doch sein lassen. Joa, und davor war ich in der Klapse, also auf Kur meine ich, und hab mal geschaut, ob man was gegen meine lockeren Schräubchen im Kopp machen kann. Na ja, und jetzt bin ich hier, sehe dich, wie gut du aussiehst, rieche dein echt betörendes Parfum und merke, wie meine Knie immer weicher und weicher werden. Und du so?" Das käme wohl nicht so sexy an. Sexy war aber auch die letzte Assoziation, der ich mich in diesem Moment nah gefühlt hätte. Spätere Gespräche verrieten mir: Mein Gegenüber sah das ganz anders. Er betrachtete mich als attraktive, junge Frau mit einem Neugier erweckenden Blick, tollen Haaren und einem stilsicheren schwarz-grauen Outfit. Meiner Eloquenz sei Dank, kamen dann doch noch einige sinnvoll aufgebaute und grammatikalisch korrekte Sätze aus meinem Mund (ehrlich gesagt war ich ziemlich frech und das kam wiederum gut an, was ich nicht ahnen konnte).

Mehr als ein nettes Gespräch und ein „Man sieht sich" war dann auch nicht drin, aber das reichte, um diese Nacht niemals zu vergessen. Ich schlief nicht. Ich lag da. In meinem Bett und fragte mich: Was war das denn bitte? Ich fühlte. Und zwar die Sorte von Gefühlen, die man gerne hat. Schmetterlinge oder so heißen die. Ich dachte nicht ans Essen. Ich wusste nicht einmal, was ich an dem Tag zum Frühstück hatte (und das ist quasi ein Ding der Unmöglichkeit, da ich jetzt noch weiß, was ich mit 16 Jahren im Spanien-Urlaub zum Frühstück hatte). Ich war hin und weg. Von ihm. Von mir. Von diesem, ja diesem, Leben.

War da etwa ein neues W? W wie Wohlfühlmensch? What-A-Man? „Wo-warst-du-nur"? „Wünsche-werden-doch-wahr"? Ja, irgendwie schon. Auf jeden Fall schien es so für eine längere Zeit, fast zwei Jahre lang. Anfangs hatte ich Angst, ihm zu erzählen, wen er da vor sich sitzen hatte. Gleichzeitig fühlte ich mich ihm gegenüber verantwortlich, ganz schnell alles zu erzählen, damit er wusste, woran er war. Wir gingen das Wagnis ein. Das Wagnis zu lieben und geliebt zu werden. Nur wusste ich damals nicht, wie groß dieses Wagnis wirklich war.

Mich, einen Menschen, aber auch eine Frau, die es nicht mehr gewohnt war, sich als liebenswürdig zu betrachten, die zwar ihre Liebe anderen gab, aber keine für sich selbst aufbringen konnte, und die so lange damit beschäftigt war, eine Beziehung zu einer Krankheit aufzubauen anstatt zu einem Menschen, würde ich nicht gerade als sonderlich beziehungsfähig beschreiben. Die Beziehungen, die ich im Leben führte – allen voran die zu meiner Familie – benötigten ebenso Heilung, Vergebung und ein neues Verständnis. Die Beziehung zu mir selbst lag völlig in Trümmern – sowohl zu meiner Persönlichkeit, als auch zu meinem Körper. Beides lag da wie ein rohes Ei, gerade gelegt, aber noch ganz zerbrechlich und voller Klinikschleim, das behütet und beschützt werden musste, um sich langsam zu entwickeln.

Es war Zeit für *einen* Menschen, aber das war nicht dieser Mann, sondern ich. Nicht aber dieses egoistische Ich, das alle anderen um sich herum vergaß, sondern das wahre Ich, das gesund werden wollte, das sich endlich um sich selbst kümmerte und versuchte herauszufinden, welche Art von Leben, welche Menschen und Einflüsse wirklich guttaten, das sich frei machte für andere und seine Zeit nicht mehr nur zerstörerischen Idealen widmete.

Die Beziehung ging auseinander. Man könnte auch sagen, wir gingen auseinander. Wie weit wir bereits auseinanderstanden, das merkte ich erst, als wir nicht mehr in Hörreichweite des anderen waren, denn wir verstanden nicht mehr, was unser Partner brauchte, wie man ihn unterstützen konnte und wie man die eigenen Bedürfnisse dabei nicht vergaß. Heute, mit etwas Abstand und einigen Aha-Erlebnissen (die mag ich ganz besonders), weiß ich, dass es meinem langfristigen Wohlbefinden und Heilungsprozess besser getan hätte, auf diese, wenn auch teils wunderschöne, Erfahrung zu verzichten. Auch wenn es sich unverständlich anhört, sich gegen eine Liebesbeziehung und kribbelnde Gefühle im ganzen Körper zu entscheiden, gibt es Phasen, in denen das eigene Leben die ganze Aufmerksamkeit braucht, um seinen eigenen Weg zu finden. Einen Weg, der mich für Partnerschaften neu ausstatten, zu Liebe-Geben und Liebe-Nehmen befähigen sollte, der sich nicht von anderen abhängig machen musste, um in seinem Dasein bestätigt zu werden.

Bei sich zu bleiben, fällt uns Menschen extrem schwer. Denn sobald wir eine andere Person in unser Leben lassen, ist es einfach, eigene Baustellen zur Seite zu schieben und Prozesse auf diese Person zu projizieren. Anstatt uns also eigenen Themen zu widmen, versuchen wir, unser Gegenüber glücklich zu machen und reden uns ein, dass dies viel wichtiger sei als unsere eigenen kleinen Wehwehchen.

Vor allem Partnerschaften sind oft wie Spiegelbilder aufgebaut – man reagiert aufeinander, man sieht im anderen die eigenen

Schwächen, weist ihn darauf hin, ohne sich selbst darauf hinzu-weisen und verliert sich nicht selten in einem Geflecht aus Dop-pelmoral und Scheinempathie. Konzentriert man sich zu sehr auf den anderen, verliert man den Blick und den Bezug zu sich selbst. Nicht selten machen Partner auch ihr Liebes- und Werteverständ-nis voneinander abhängig. „Wenn er mich nicht mehr liebt, dann bin ich wertlos!", „Wieso hat sie mich verlassen?", „Bin ich so ein schlechter Mensch?", „Was soll ich nur ohne sie tun?", „Mein Leben ist sinnlos." Diese Gedanken sind vielen vertraut. Dafür muss man nicht „krank", sondern einfach nur Mensch sein. Es ist völlig nor-mal, sich positiven Gefühlen überschwänglich hinzugeben, sich darin zu verlieren und am Ende mit Whitney Houstons „Body-guard" und einer Packung Schokoeis auf der Couch zu landen. Das sind Prüfsteine, die das Leben bereithält und sie zu meistern ist schön, schmerzhaft und wichtig zugleich. Aber zu diesem Zeit-punkt steckte ich in einem ganz anderen Prozess, der durch die neue Beziehung völlig in den Hintergrund rückte. Gleichzeitig eine Beziehung zu sich selbst und zu einem anderen Menschen aufzubauen, ist eine schier unmögliche Doppelaufgabe, vor allem wenn man zehn Jahre lang weder das eine noch das andere getan hat.

Es erfordert viel Mut, sich gegen eine solche Erfahrung zu ent-scheiden, nur aus dem Vertrauen heraus, dass gerade etwas an-deres Priorität hat. Schlimmer noch: Weil man sich eingestehen müsste, dass man selbst gerade wichtiger ist. Dieser gesunde Egois-mus ist in unserer Gesellschaft genauso ausgerottet worden wie die Selbstverständlichkeit, sich auf der Straße mit einem Lächeln und einem „Guten Tag" zu begegnen. Oder würdest du deine Freundin etwa nicht schräg angucken, wenn sie dir ein Foto von einem wirk-lich schnieke aussehenden Typen zeigen und dann sagen würde: „Er sagt, er liebt mich über alles und möchte mich auf Händen tragen, er hatte sogar schon einen gemeinsamen Italien-Urlaub gebucht, aber ich habe abgesagt, denn ich verbringe die Zeit lieber mit mir selbst und bin noch nicht bereit für so eine Beziehung." „Ja gut, dann fahre *ich* mit ihm nach Italien", wäre eine gar nicht so unrealistische Antwort darauf.

Uns selbst ernster zu nehmen als die Reize um uns herum und trotz einer noch so verführerischen Zukunftsvision genau hinzuhören, ob wir das wirklich wollen, ist eine lebenslange Aufgabe. Natürlich lautet der erste Impuls: „Bella Italia, ich komme!!", doch was wir oft dabei vergessen ist, dass die objektive Einschätzung und das subjektive Empfinden zwei völlig unterschiedliche Dinge sind. Von außen betrachtet ist ein romantischer Italien-Urlaub ein ähnlicher Hauptgewinn wie der Vesper-Gutschein (nur besser), doch was ist, wenn du gerade eine schmerzhafte Trennung hinter dir hast, im schlimmsten Fall mit einem Italiener, und alles auf dieser Reise dich an ihn erinnert? Dein neuer Lover will mit dir heiße Liebesnächte verbringen, doch du merkst, dass du dich dieser Intimität noch gar nicht öffnen kannst? Er gesteht dir Tag für Tag seine Liebe, aber du empfindest nichts und kannst es nicht annehmen?

Nur weil dir jemand vorschwärmt, wie gut dieser Spinat-Sellerie-Rote-Bete-Smoothie schmeckt, heißt das nicht automatisch, dass er dir auch schmeckt. Damit will ich sagen: Egal, wie schön, toll, guttuend, sexy, abenteuerlich, super, einfach genau richtig etwas scheint und auch wenn jeder um dich herum schreit „Tue es", lohnt es sich, dich selbst zu fragen: „Möchte ich das wirklich?"

Erst kürzlich hat genau das eine Freundin von mir durchlebt. Monatelang ging es in ihrem Leben darum, ihren Weg zu finden, sich selbst besser kennenzulernen und zu erkennen, welche Bedürfnisse sie im Leben hat, welchen davon sie nachkommt und welche sie vernachlässigt, was sie bereits umgesetzt hat und was sie noch vermisst. Plötzlich verknallte sie sich und er verknallte sich in sie (kann man ihm nicht übel nehmen, schließlich ist Cheryl eine asiatische Schönheit aus Hong Kong mit einem zauberhaften Lächeln und einem friedlichen sowie neugierigen Charakter, der es einem unmöglich macht, sie nicht ins Herz zu schließen). Das ganze Gefühlsgedusel warf sie völlig aus der Bahn. „Ich will das, aber ich habe das Gefühl, ich kann es gar nicht. Wenn ich mit ihm zusammen bin, bin ich glücklich und trotzdem bin ich überfordert. Ich bin glücklich und unglücklich zugleich. Mein Kopf sagt, ich muss mich um mein Zeug kümmern, mein Bauch sagt, mach was du willst, meine Seele sagt, ich brauche mehr Zeit für mich selbst und mein Herz weiß überhaupt nicht mehr, was es will", schluchzte sie mir entgegen.

Wie gut ich sie verstand, wie ich zu einhundert Prozent mitfühlte, jeden Stich, jeden Herzschmerz, jedes Fragezeichen, jedes „Warum-muss-es-denn-so–kompliziert-sein". Manchmal kreuzen die richtigen Menschen unsere Wege, aber zur völlig falschen Zeit. So fühlt es sich zumindest an. Letztendlich habe ich für mich akzeptiert: Es gibt kein Richtig und Falsch – weder in Zeit noch in Raum, und schon gar nicht bei Menschen. Meine Freundin stand vor einer ähnlichen Entscheidung wie ich damals: Kümmere ich mich um mich selbst, gehe ich diesen Lebensabschnitt weiterhin alleine oder biege ich hier ab und erkunde einen neuen Weg. Keine Einzelspur, sondern eine Doppelspur, auf der zwei Leute Platz haben, auf der es plötzlich ein Wir gibt und ein Du, das auch mein Ich beeinflusst.

Ich heiße weder Dr. Sommer (Kennt hier überhaupt noch jemand die Bravo? Seit der Dating-App Tinder nicht mehr ganz so hip …) noch bin ich eine Expertin in Sachen Liebe; ich weiß nicht, was es bedeutet, eine jahrzehntelange Partnerschaft oder Ehe zu führen, geschweige denn Herausforderungen zu meistern wie Kindererziehung, aber eines weiß ich ganz sicher: Um jemand anderen kennenzulernen und zu akzeptieren, und zwar ganz und gar, mit jeder Macke und jeder Stinkesocke, musst du dich selbst kennen und deine eigene Dreckwäsche annehmen. Um jemand anderen lieben zu können, und zwar bedingungslos, musst du dich selbst lieben können. Deswegen habe ich Cheryl die Frage gestellt: „Wer bist du, wenn du mit diesem Mann zusammen bist? Immer noch du oder jemand anderes? Und wer bist du, wenn er nicht mehr da ist? Immer noch du oder jemand anderes? Verändert dich dieser Mensch oder lässt er dich so sein, wie du bist? Weißt du überhaupt, wer du bist und fühlst du dich wohl mit diesem Ich?"

Okay, zugegeben, es war mehr als nur eine Frage. Aber all diese Fragen waren entscheidend für meine Freundin, um sich eine Meinung über dieses Wirrwarr in ihrem Inneren bilden zu können. Jetzt denken bestimmt die meisten: Hä, natürlich bin ich anders drauf, wenn ich mit meinem Freund zusammen bin. Es kribbelt, es knistert, ich kichere die ganze Zeit herum – so verhalte ich mich ja nicht am Schreibtisch oder aufm Klo. Und ja, natürlich sprudeln in uns Gefühle hoch, wenn wir verknallt sind, die sich auch körperlich zeigen, ob das rote Wangen, süße Lach-Grübchen oder wackelige Knie sind. Glückshormone katapultieren uns auf Wolke Sieben, setzen uns die rosa Brille auf und machen das Leben plötzlich zum Ponyhof – herrlich! Das geht dann eine Weile gut und dann kommt das, was man Realität nennt oder noch schlimmer: Alltag.

Was meine Freundin so sehr belastete, war nicht das Verliebtsein, sondern die Konsequenzen daraus: Wenn ich diesen Schritt jetzt gehe, welche Folgen hat das? Bin ich bereit für eine ernsthafte Beziehung? Sowohl der Mann als auch sie meinten es sehr ernst und kannten sich schon eine Weile. Da ging es um Zukunftspläne und emotionale Verpflichtungen. Daher auch meine therapeutisch klingenden Fragen – eine Beziehung erfordert viel Arbeit, man investiert einen Haufen Energie, Gedanken und Diskussionen und erhält dafür im besten Fall auch wichtige Werte wie Geborgenheit und wohltuendes Verständnis. Ohne angeben zu wollen: Ich kann das ziemlich gut. Ich kann Beziehung echt gut. Reden, hinhören, akzeptieren, diskutieren, Kompromisse finden – das ist voll mein Ding und das war auch immer etwas, was mein Partner sehr an mir geschätzt hat. Doch leider blieb dann keine Zeit und keine Energie mehr übrig, genau dasselbe – reden, hinhören, akzeptieren, diskutieren und Kompromisse finden – in die Beziehung mit mir selbst zu investieren. Dadurch verlor ich den Bezug zu meinem Ich und geriet außer Balance.

Werde ich wieder eine Beziehung dieser Ernsthaftigkeit eingehen, möchte ich mir selbst die Frage „Wer bist du in deiner Beziehung?" mit einem ganz klaren „Ich" beantworten können. Das heißt auch, dass ich erst einmal wissen muss, wer denn dieses Ich ist, was es mag, was es nicht mag, wo es sich wohlfühlt, wer zu ihm passt, wie weich das Frühstücksei sein sollte und welche Temperatur das Duschwasser am besten hat. Im Ernst, eine Beziehung ist ein wunderbares Geschenk, eine Erfahrung, die jeder erleben darf, ein Auf und Ab, das es wert ist zu durchlaufen, ein Heranfinden und Annähern, das jedes Herz höher schlagen lassen sollte. Aber ein Geschenk ist keine Notwendigkeit, ein Geschenk bekommt man noch dazu, einfach so, ohne es wirklich zu brauchen – man darf nicht eine andere Person dafür einsetzen, sich glücklich zu fühlen oder die Erfüllung des Lebenssinns zu entdecken.

Ein anderer Mensch ist ein Zusatz, aber kein Ersatz, ein wundervolles Add-on, aber kein fehlender Baustein in deiner tragenden Lebenswand. Du solltest deinen Partner nicht brauchen müssen, um zu leben, sondern ihn einfach annehmen können, um ihn zu lieben. In dem Moment, in dem du deine eigene Zufriedenheit und deine Fähigkeit, glücklich zu sein, von einem anderen abhängig machst, verändert sich dein Ich, dann gerätst du in eine gefährliche Abhängigkeit, in der du alleine nicht mehr genug bist. In Wahrheit aber brauchst du nur dich, um deinem Leben seinen

Wert zu geben, mit anderen Worten: *Du* gibst deinem Leben seinen Wert, du *bist* dieser Wert – ein unvorstellbarer Wert, der dein Denken, Tun und Handeln segnet und beschützt. Begibst du dich in eine Beziehung, kann es gut sein, dass dein Gegenüber davon inspiriert und angesteckt wird, dann macht er sich womöglich selbst auf die Suche nach dem eigenen Wert – wie wundervoll wäre das?! Sich gegenseitig dazu motivieren, das eigene, naturgegebene, vollkommene, liebenswürdige Ich zu finden – Wow, das nenne ich Liebe! Bedingungslose, annehmende Liebe.

Im Gegensatz zu dem, was wir meistens tun: Den Partner in unsere Wunschvorstellungen stecken und uns von dem Partner in seine Wunschvorstellungen stecken lassen. Am Ende wissen beide nicht mehr, wer sie eigentlich sind, außer, dass sie nie genug sein werden. Letztendlich habe ich meiner Freundin den Rat gegeben, genau hinzuspüren, wo sie gerade steht, was ihr Körper und ihre Seele gerade wirklich brauchen und ob sie diese Beziehung mit ihrer eigenen Entwicklung vereinbaren kann. Wenn sie merkt, dass sie noch nicht bereit ist, dann wird diese Entscheidung eine Zeit lang wehtun, Sehnsüchte kommen auf, Zweifel entstehen und jeden Abend wird ihr Herz rufen „Aber ich vermisse ihn doch so sehr". Mit der Zeit aber findet sie wieder zu sich zurück und erfährt wohltuende Heilung in ihrem Verständnis von Selbstwert und Selbstschätzung.

Je friedlicher die Beziehung zu uns selbst ist, desto fähiger sind wir, andere zu lieben. Sie sind dann kein Spiegel eigener Verfehlungen mehr, sie müssen nicht die Projektionsfläche unserer Versäumnisse sein, sondern sie sind so, wie sie sind und genau so lieben wir sie. Wenn wir uns zum Beispiel wünschten, besser darin zu sein, ein Instrument zu spielen und unser Partner nicht nur das Piano perfekt beherrscht, sondern auch noch Gitarre, Saxophon, Omas Blockflöte und seine Gesangsstimme zum Dahinschmelzen ist, dann fangen wir an, ihn dafür zu bewundern und nicht selten, ihn dafür zu beneiden. Immer, wenn er wieder in den Klavierunterricht geht oder mit dem Chor auf der Bühne steht, ist es Begeisterung, aber auch ein Gefühl von schlechtem Gewissen, warum ich das denn nicht auch so gut kann. Auf der anderen Seite habe ich vielleicht sportliche Hobbys, bin fit und kriege ohne Probleme jegliche Stretch-Verrenkungen auf die Reihe, während mein Partner eher passive Anstrengung in Form von ZDF-Sportschau-Gucken vorzieht. Am Wochenende liegen wir nebeneinander und ich möchte eine Runde laufen gehen. In diesem Moment ist er mit seinem Defizit konfrontiert und ärgert sich vielleicht, dass wir nicht einfach liegen bleiben können. Beidseitig entstehen negative Gefühle, die ihren Ursprung darin haben, dass wir eine Seite an uns selbst nicht akzeptieren.

Erst, wenn ich annehme, dass ich eben unmusikalisch bin und dafür andere Begabungen habe, kann ich meinen Partner vollends in seinen Begabungen unterstützen. Erst, wenn ich seine Fähigkeiten unabhängig von meinen Unfähigkeiten betrachten kann, bin ich auch in der Lage, dafür Kompromisse einzugehen.

Das sind alltägliche Beispiele, in denen Beziehungsarbeit darin besteht, Kompromisse zu finden, aber auch in grundsätzlichen Charakterfragen stellen sich diese Herausforderungen. Habe ich einen Umgang mit meiner eigenen Ungeduld gefunden und raste nicht jedes Mal aus, wenn mein Partner ruhig bleibt? Weiß ich, woher mein Hang zu Wutausbrüchen kommt und kann sie regulieren oder lasse ich es schmerzhaft an meinem Gegenüber aus, wenn er mich zum falschen Zeitpunkt anspricht? Komme ich mit meiner Hypersensibilität klar und kann in einem Konflikt unterscheiden, was sich wirklich gegen mich richtet oder bilde ich mir sämtliche Vorwürfe nur ein und dramatisiere bis ins Unermessliche? Habe ich das Gefühl, dass mich mein Partner so sein lässt, wie ich bin, oder erinnert er mich immer wieder daran, was ich nicht bin und doch bitte noch an mir ändern sollte? Sind diese Änderungen machbare Kompromisse, die ich unterstütze, oder verändern sie meine Persönlichkeit und ich würde es nur tun, um ihm zu gefallen? Niemand ist perfekt und genauso unperfekt steigen wir auch in eine neue Beziehung ein.

Du kannst nicht erst alle Fragen in deinem Leben klären und dich dann als weiser Alles(besser)wisser-Lebensexperte auf die Suche nach dem oder der Richtigen machen. So läuft das nicht. Aber eine Grundsicherheit gegenüber deiner eigenen Persönlichkeit, das gefühlte und verinnerlichte Wissen deines Selbstwertes und der Anspruch, so geliebt zu werden wie du bist und jemand anderen so zu lieben, wie er ist, macht nicht nur Lieben so viel schöner, sondern auch geliebt zu werden. Letztendlich sollte wohl das Grundverständnis von Liebe auf beiden Seiten dasselbe sein, um gemeinsam eine Richtung anzupeilen.

Für Cheryl, aber auch für alle anderen solcher Liebesgeschichten-Erleber gilt: Das Schöne an solchen Entscheidungen ist, dass es auch hier kein Richtig und Falsch gibt. Eigentlich ist es egal, wie du dich jetzt entscheidest. Du kannst nicht immer wissen, was gerade das wirklich für dich Passendste ist, und um es herauszufinden, musst du manchmal einfach einen Schritt gehen und nachspüren, was das mit dir macht. Wichtig ist nur, dass du offen dafür bist, die Richtung zu ändern, wenn du merkst, dass sich dieser Weg doch nicht gut anfühlt. Denn das und nicht weniger als das hast du verdient und nur das sollte der Ansporn deiner Schritte im Leben sein: Dir Gutes zu tun. Cheryl hat sich zunächst gegen die Beziehung entschieden, doch dann war die Sehnsucht so groß, dass sie dem Mann hinterhergereist ist. Nach kurzer Zeit mussten beide feststellen: Das klappt nicht. In dem Moment, in dem Cheryl ihr Leben zu teilen begann, verlor sie das Gleichgewicht und merkte, dass sie noch nicht so weit war und mehr Zeit für sich brauchte. Heute sind die beiden gute Freunde.

WAS DU
TUST, TUST
DU FÜR DICH

Stell dich einmal vor den Spiegel, schaue dir tief in die Augen
und frage dich: „Für wen mache ich das eigentlich?"
Bist du zufrieden mit der Antwort?
J.G.

Marianne Williamson ist spirituelle Lehrerin, Autorin und Hochschuldozentin. Sie hat bereits elf Bücher verfasst, von denen vier auf Platz 1 der New York Times Bestsellerliste landeten. Williamson rief das Projekt „Project Angel Food" ins Leben, das warme Mahlzeiten an Menschen in Los Angeles liefert, die an Aids erkrankt und aufgrund ihrer Krankheit zu schwach sind, um ihr Haus oder die Wohnung zu verlassen. Außerdem ist sie Mitbegründerin von „The Peace Alliance", einer Kampagne, die das Ziel verfolgt, in den Vereinigten Staaten ein Ministerium für Frieden zu etablieren.

Von ihr stammt folgendes Zitat:

Jeder Mensch ist dazu bestimmt, zu leuchten!

Unsere tiefgreifendste Angst ist nicht, dass wir ungenügend sind,
unsere tiefgreifendste Angst ist,
über das Messbare hinaus kraftvoll zu sein.
Es ist unser Licht, nicht unsere Dunkelheit,
die uns am meisten Angst macht.[3]

Das klingt zunächst einmal absurd. Wieso sollten wir Angst haben, toll zu sein und tolle Dinge zu können? Doch schauen wir uns unser typisches Verhalten genauer an, stimmt es: Es ist viel einfacher zu sagen „Ich kann das nicht" oder „Ich bin aber krank, habe das und das Problem, deswegen bin ich leider unfähig, dies zu tun." Oder der Klassiker: „Ich? Nein, da bin ich sicherlich nicht die Richtige! Dafür bin ich viel zu schlecht!" Sehr selten antworten wir auf (auch scheinbar kaum machbare) Herausforderungen mit einem: „Genau darauf habe ich gewartet! Let's do it! Wenn nicht ich, dann schafft das niemand. Yeah!" Nein, wir zweifeln und suchen Gründe, nicht gut genug zu sein, uns nicht der Erwartung auszusetzen, erfolgreich sein zu müssen.

Vielleicht liegt ein Grund darin, dass unsere Gesellschaft verlernt hat zu scheitern und Scheitern völlig missversteht. Für unser kapitalistisches System ist Scheitern etwas Schlechtes – rote Zahlen, verlorenes Geld und am Ende ausbleibendes Gehalt –, es wird als Rückschritt interpretiert und als etwas unbedingt mit aller Macht zu Vermeidendes. Mein Verständnis von Scheitern ist ein anderes: Der Mut zu scheitern befähigt dich viel mehr dazu, Erfolg zu haben als die Angst, ihn womöglich nicht zu erreichen. Wenn du mit dem Wissen an ein Projekt herangehst, dass es keinen Unterschied macht, ob das nun gut oder nicht gut wird, ob es auf Anhieb ein Riesenhit wird oder alles daran sofort perfekt sein muss, bist du gelassener und traust dich mehr. Du untersuchst nicht jeden Schritt auf seine messbare Erfolgsquote, sondern tust es einfach. Dein Kopf, dein Denken unterstellt sich keinem Profit-Zwang, sondern dem Abenteuer des Ausprobierens. Das bewirkt mehr Kreativität, Eigenverantwortung und Freude. Etwas, das so positiv besetzt ist, ist doch schon ein Erfolg an sich. Leider tickt die Mehrheit unserer Gesellschaft nicht so – die meisten Gewinnjäger denken in Rot und Schwarz, daraus entstehen die zwei Handlungsleitlinien Bestrafung oder Belohnung. Und das macht vor allem

eines: Angst. Angst, den Job zu verlieren. Angst, vom Chef angeschnauzt zu werden. Angst, von anderen ignoriert und abgewertet
zu werden. Angst, sich selbst zu enttäuschen. Mit anderen Worten:
Angst vor unserem Licht, unserem Leuchten.

Auch im Privaten erkenne ich das Phänomen – nicht zuletzt an
mir selbst. Nach der Klinik gab es natürlich die Erwartung, dass ich
gesund werde. Ganz gesund. Mit Kurven, Normalgewicht, netten
Gedanken und ohne Drama. Ich wollte das. Unbedingt. Ich wollte
ganz „normal" sein. Auf keinen Fall wollte ich scheitern. Aber ich
hatte auch Angst, all das loszulassen, was mich in den letzten Jahren am Leben erhalten hatte (auch wenn es mich immer mehr davon trennte). Die Magersucht war letztendlich ein tödliches Über-
lebensinstrument, so paradox es auch klingen mag. Jedes Problem,
von schlechter Laune über depressive Phasen und Burnout bis hin
zu jeder noch so tiefgreifenden, psychosomatischen Krankheit, hat
einen Grund, einen Sinn und eine Daseinsberechtigung.

Was genau dahinter steckt, ist bei jedem unterschiedlich – Essgestörte wollen oft gesehen werden, von Menschen, die sie scheinbar vergessen haben, sie wollen Geborgenheit und jemanden, der
sich um sie kümmert. Nach der Scheidung meiner Eltern musste
ich funktionieren, habe aufgehört Kind zu sein und durch Figuren wie den älteren Freund mit Drogenproblemen hatte ich auch
nie die Chance, klassischer Teenager zu sein. Mein Empfinden damals vermittelte mir: Man kümmert sich nicht um mich, man sieht
mich nicht. Die Erinnerungen und Wunden, die die Beziehung zu
meinem cholerischen Vater hinterließ, prägten mein Familien-
und Vaterbild und verminderten dieses Gefühl keineswegs. Einfach zu verschwinden, immer weniger zu werden, aufzuhören die
Starke zu spielen, gleichzeitig aber enorm viel Disziplin und Stärke
darin zu zeigen, sich dermaßen zu schaden, war ein Doppel-
spiel, das meine beiden Persönlichkeiten perfekt abdeckten. Mich

abzurackern machte mich kaputt, aber nie so kaputt, dass ich zusammenbrach (was lediglich eine Frage der Zeit war). Das führte dazu, dass ich mich stark fühlte. Ich dachte bis zum Schluss, ich hätte immer noch die volle Kontrolle, ohne zu realisieren, dass ich nur noch als leere Hülle herumwandelte, wie ein Comic-Geist mit Tausenden von Gedankenblasen um ihn herum und schwarzen Löchern als Augen. Das sollte jetzt alles vorbei sein. Kein Pardon.

Und genau da lag das Problem. Kein Pardon. Es gab kein Pardon. Ich fühlte nicht die Freiheit, scheitern zu dürfen. Es musste, sollte vorbei sein. Jetzt. Sofort. So schnell wie möglich. Aber nicht so langsam wie nötig. Auch wenn das eben nicht jetzt und sofort war. Sondern erst einige Jahre später. Meine Motivation dafür, weiterhin gesund zu werden, war die Aussicht auf eine Shoppingtour mit meiner Schwester, bei der ich wieder normale Jeans kaufen konnte oder darauf, wie ich lachend in der Küche meiner Mutter beim Kochen zusehen oder wie ich Urlaubsfotos mit meinem Freund anschauen würde, auf denen wir wie Susi und Strolch Spaghetti Bolognese schlürften. Es war stets an das Glück anderer gekoppelt. Meine Genesung macht andere glücklich – deswegen tue ich das alles. Mein Körper wird dann von anderen gerne angesehen. Andere werden gerne mit mir am Tisch sitzen. Andere, andere, andere. Und ich? Ich freue mich dann mit ihnen. Bin ich gesund, sind sie glücklich. Sind sie glücklich, bin ich glücklich. So war der Plan. Fazit: Kläglich gescheitert. Ein paar Monate ging das zwar ganz gut, aber als die Beziehungen zu diesen anderen plötzlich schwieriger wurden und die Erwartung, gesund und schön zu sein, zu einem alles bestimmenden Grundprinzip mutierte, war das eine Lose-lose-Situation, denn sowohl die Beziehungen als auch meine Genesung litten darunter.

Es war also Zeit, mich zu fragen: Will *ich* wirklich ganz gesund werden? Und warum fällt es mir so schwer, diese Krankheit ganz hinter mir zu lassen? Warum halte ich an der Dunkelheit fest und habe Angst vor meinem eigenen Leuchten? Jahrelang definierte mich die Krankheit und das waren nicht irgendwelche Jahre, sondern wichtige Entwicklungsjahre. Bricht diese „Brücke", dieser Haltepunkt, dieses Orientierungsschild oder vielmehr dieser Autopilot weg, kommt man ganz schön ins Wanken und steht vor der Gretchenfrage: Wenn ich nicht mehr die Kranke bin, wer bin ich dann? Wenn ich nicht mehr im Hamsterrad laufe, wohin laufe ich dann? Wenn ich nicht mehr dieses Problem habe, was habe ich dann? Wenn ich es nicht für die anderen tue, warum tue ich es dann überhaupt?

Die vielen Fragen auf einmal und der Druck, sie beantworten zu müssen, bewirkten vor allem eine Reaktion: Flucht in das Altbekannte. Plötzlich ist es ganz einfach, krank zu bleiben anstatt gesund zu werden. Sich auf die Suche nach dem eigenen Licht zu machen, ins Licht zu treten, erfordert sehr viel mehr Energie als heimlich im Verborgenen, im Schatten, in der Dunkelheit zu bleiben. So liest sich für mich auch Williamsons Zitat: Zu dir zu stehen, heißt eben nicht nur zu deinen Macken zu stehen und all das Negative zu akzeptieren, sondern auch all das Gute, all deine Begabungen und dein Können. Du kannst sie erkennen und sie dafür einsetzen, selbst Gutes zu tun – für dich und für andere – oder du ignorierst sie und lässt sie ins Leere laufen. Mich völlig unabhängig von meinem Umfeld aufzustellen, war (und ist) die bisher größte Herausforderung. Bis heute ist das Thema Autonomie ein immer wiederkehrendes Feld, auf dem ich mich weiterentwickle.

Um überhaupt unterscheiden zu können, was meine Wünsche sind und die meiner Familie oder meines Umfeldes, brauchte ich vor allem eines: Abstand. Manchmal sind wir zu nah an etwas oder jemandem dran und verlieren den Blick auf das große Ganze. Das berühmte Bild „Man sieht den Wald vor lauter Bäumen nicht" ist zwar ziemlich ausgelutscht, trifft es dennoch ganz gut. An dem einen Baum schluchzt eine fürsorgliche Mutter, am anderen buddelt die sorgende Schwester, der Vater versucht an seinem Baum überflüssige Äste zu entfernen, daneben zwinkert dir der neue Freund locker mit Holzfällerhemd zu, hinter ihm stehen andere Vertraute, auf die durch die Blätter ein leichter Schimmer fällt – und du stehst mittendrin. Ohne Baum zum Festhalten, ohne Orientierung, du drehst dich im Kreis und siehst deine Liebsten an ihren Bäumen, schaust zu, wie dein Freund ein Herz mit euren Initialen in die Rinde schnitzt und wie deine Schwester dir zuwinkt, um gemeinsam alte Lasten zu vergraben. Irgendwo steht auch dein Baum, dein eigener Lebensstamm mit eigenen Blättern und einer wunderschönen Krone. Doch anstatt dort zu sein, wandelst du von einem Baum zum anderen, immer in der Hoffnung, endlich anzukommen. Aber immer, wenn du bei einem der anderen ankommst, wirst du mit einem Seil an dessen Baum gebunden und hast keinen eigenen Handlungsspielraum mehr.

Um zu sehen, welcher Baum zu dir gehört, musst du deine Perspektive ändern. Mitten auf dem Kampffeld wirst du nie erkennen, welcher nächste Zug der wirkungsvollste ist. Also suchst du dir eine Eiche und kletterst hoch. Von dort oben hast du den nötigen Abstand, kannst frische Luft einatmen und ganz in Ruhe nach deinem eigenen Baum Ausschau halten. Die anderen sehen dich, wie du dich ganz alleine Ast für Ast in schwindelerregender Höhe immer weiter nach oben mühst, noch etwas geschwächt von dem ganzen Hin und Her, und rufen dir zu, du sollst doch am besten herunterkommen, damit sie gemeinsam mit dir suchen können. Sie wollen dir helfen, sie wollen sich um dich kümmern, dich begleiten und das Risiko nicht (noch einmal) eingehen, dass du fällst oder dir Schaden zufügst, schließlich haben sie da oben keinen Einfluss auf dich und können nicht kontrollieren, was du tust, beziehungsweise eingreifen, wenn sie den Eindruck haben, du würdest sie brauchen. Damit nicht genug, denn in dem Moment, in dem sie sich um deine Kletter-Eiche versammeln, verlassen sie ihren eigenen Baum, entfernen sich von ihren Wurzeln und widmen nur noch dir ihre ganze Aufmerksamkeit.

Das ist ein Verhalten, das in vielen Familien und Beziehungen vorkommt. Das schwächste Glied der Herde wird zum Mittelpunkt aller Beteiligten. So müssen sie sich nicht mehr um eigene Probleme, faule Äste und all das Laub kümmern, das vor ihnen liegt. Natürlich möchte man helfen und sorgt sich, wenn aber die Unterstützung das Kümmern um sich selbst beeinträchtigt, gerät die Beziehung in ein gefährliches Ungleichgewicht, in dem sich der Helfende verzweifelt eine Besserung wünscht und der Betroffene einen immer größeren Druck empfindet, weil er diesem Wunsch nicht nachkommen kann.

Auch ich habe diesen Druck gegenüber einzelnen Personen in meinem Umfeld gespürt – manche konnten Abstand wahren und dadurch sich selbst und unsere Beziehung schützen, andere konnten das nicht und waren immer wieder sehr verletzt, wenn sie nicht die gewünschten Fortschritte an mir sahen. Also kletterte ich weiter nach oben. Erst, als ich fast aus der Eichenkrone gen Himmel schauen konnte, fühlte ich Entspannung und eine schrittweise Loslösung von Sorgen und Erwartungen, irgendwo da unten auf der Erde. Langsam konnte ich mich meinem eigenen Baum widmen, meinen Stamm erforschen, meine Wurzeln ertasten und mich selbst kennenlernen. Das bedeutete auch, meine Heilung besser zu verstehen, genauso wie meine Nicht-Heilung, bereits gegangene Schritte besser einordnen zu können und die Notwendigkeit zukünftiger Schritte anzuerkennen. Wenn jeder bei seinem eigenen Baum bleibt und die anderen um sich herum zu ihren eigenen Bäumen gehen lässt, kann eine Gemeinschaft entstehen, die sich unterstützt, ohne einander den nötigen Freiraum zu nehmen, die sich wieder aufhilft, ohne zu klammern, die einander Nähe zeigt, ohne dem anderen die Luft zum Atmen zu nehmen.

Und dann entsteht dieser wundervolle Wald und zeigt sich in seinem einzigartigen Glanz. Lärchen, Eichen, Fichten, Birken, Buchen und auch mal die eine oder andere pieksige Tanne ergeben gemeinsam ein Wunderwerk faszinierender Unikate. Erst ihre Andersartigkeit, ihre idyllische Vielfalt und das „Nebeneinander-dastehen-dürfen" verleihen dem Wald einen über seine Grenzen spürbaren Frieden. Die Birke versucht nicht eine Fichte zur Birke zu machen, die Tanne will der Eiche keine Nadeln ansetzen und die Buche erfreut sich jeden Tag an den roten Zapfen der Lärche. Jeder Baum darf so sein wie er ist, der eine verliert ein paar mehr Blätter als der andere, manche sind einfach immer grün, und an jedem Tag weht der Wind zwischen ihren Kronen hindurch und schenkt ihnen ein tiefes Gefühl der Verbundenheit. Auch wenn es ein langer Weg war und wir immer wieder dazulernen dürfen: Meine Familie, nicht nur die Blutsverwandten, sondern auch die Seelenverwandten, sind mein absoluter Lieblingswald. Hier finde ich Versöhnung, hier kann ich durchatmen, barfuß laufen und Pilze sammeln.

Der Wald ist kein festes Konstrukt, das du dir einmal aufbaust und dann bleibt er genau so stehen. Er ist immer im Wandel, benötigt Pflege und Aufmerksamkeit – neue Bäume werden gepflanzt, alte Bäume sterben ab und kranke Bäume müssen manchmal gefällt werden. Auch dein Baum verändert sich – er wird älter, reifer, seine Jahresringe nehmen zu (Nein, das ist kein Synonym für Falten oder Rettungsringe!) und seine Erscheinung strahlt immer mehr Beständigkeit und Ruhe aus. Dieser Wald ist ein Prozess, ein Lernzyklus, in dem du dich ständig weiterentwickeln darfst.

Es gibt viele Meinungen, auf die wir hören können, es gibt zahlreiche Tipps, die uns gegeben werden wollen, es gibt überall Ratgeber und Besserwisser – letztendlich aber kann uns nur unser eigener Stamm verraten, was wir gerade brauchen, woher unsere Wunden kommen und wie wir belastenden Morast in unserem Leben überwinden können. Was wir tun, sollten wir für uns tun. Für dich gesund zu werden und gerne in dir zu wohnen, ist das schönste Geschenk, das du anderen und dir selbst machen kannst. Lassen wir unser eigenes Licht scheinen, ermutigen wir andere dazu, ebenfalls zu leuchten. Es mag dauern, bis wir unseren Platz gefunden haben und uns von zu engen Beziehungen und schadhaftem Verhalten lösen können. Das muss nicht alles auf einmal passieren und manches davon geschieht vielleicht nie. Auch das gehört dazu. Und auch das ist okay.

Als ich vor meiner Gretchenfrage stand und völlig überfordert damit war, eine neue Identität zu suchen beziehungsweise meine eigentliche Identität zu finden, habe ich vieles ausprobiert: Achtsamkeit war natürlich ein wichtiges Hilfsmittel, aber auch Meditation, Yoga, Atemtechniken, Gespräche, Recherche, Therapieformen und, und, und. Ich suchte sehr viel im Außen nach etwas, was mir mein Inneres erklären sollte. Damit kam ich sehr weit, habe vieles gelernt und bin dankbar für jede Erfahrung, von denen ich heute noch einige in mein Leben integriere.

Aber eines konnte ich damit nicht erreichen: mein Herz. Ich konnte einfach nicht in mir selbst die Kraft sehen, diese schlimmen Jahre zu vergeben und hinter mir zu lassen. Ich konnte mir selbst nicht die Erlaubnis erteilen, frei zu sein. Nicht ganz. Vielleicht zu siebzig oder achtundsiebzig Prozent, aber nicht zu einhundert Prozent. Ich bin doch nur ein Mensch, der mit wackeligen Füßen auf der Suche nach festem Untergrund ist. Ich brauche etwas, das mir diesen Schritt abnehmen kann. Diese bedingungslose, vollständige Vergebung. Jemand, der mich und meine Gedanken, jeden Zwang und jeden Abgrund durch und durch kennt, mich aber trotzdem liebt. Der mir nicht irgendwo begegnet, sondern in mir lebt und mein Herz hütet. Den ich nicht immer wieder suchen muss, sondern der immer da ist, wenn ich ihn rufe. Der nicht weggeht, wenn ich schlecht drauf bin. Bei dem es kein Scheitern geben kann, weil er bereits „grandios gescheitert" ist. Bei dem es keinen verlorenen Kampf geben kann, weil er bereits gesiegt hat. Bei dem es keine Erwartungen oder zu erfüllenden Wünsche gibt, weil er sich mit mir bereits seinen Wunsch erfüllt hat. Dessen Prinzip Liebe heißt, dessen Liebe wahr ist und dessen Wahrheit frei macht.

Ich war müde von dem Selbst-Finden. Wie eine Reisende war ich unterwegs, bepackt mit einem großen Rucksack voller Erkenntnisse und Fortschritte. Doch ich realisierte, dass ich nicht wusste, wohin damit. Ich hatte keinen sicheren Ort. Einen Ort, den ich nicht – im Gegensatz zu meinen Gedanken, Gefühlen, Wahrnehmungen, Spiegelbildern – hinterfragen musste, sondern den ich einfach annehmen durfte, bei dem ich mich einfach niederlassen konnte, ohne neue Gefahren befürchten zu müssen. Ein Fundament, eine Basis, ein Boden, auf dem ich all das, was ich gelernt hatte, ausbreiten und mich jedem Stück davon ganz entspannt, ohne Zeitdruck oder Wunschergebnis widmen durfte. Ein Ankerpunkt, der mir Orientierung schenkte, wie eine Mutter oder ein Vater, der seine Tochter festhält, wenn sie auf einem Steg balanciert. Durch seine Hand ist sie sicher und kann sich ganz dem Erforschen ihrer Umwelt widmen, sie wankt und schwankt, aber sie wird nicht fallen, höchstens in seine Hände. Auch ich wanke und schwanke auf meinem Steg. Aber seitdem ich weiß, dass ich gehalten werde, kann ich meine Angst Stück für Stück überwinden und trotzdem weitergehen, bis ich ganz angekommen bin – in meinem Herzen.

MIT GLAUBE
DIE ANGST
ÜBERWINDEN

Wenn du anfängst mehr zu glauben,
fängst du auch an, weniger zu zweifeln.
J.G.

Das Zitat von Marianne Williamson geht noch weiter:

Jeder Mensch ist dazu bestimmt, zu leuchten!

Unsere tiefgreifendste Angst ist nicht, dass wir ungenügend sind,
unsere tiefgreifendste Angst ist,
über das Messbare hinaus kraftvoll zu sein.
Es ist unser Licht, nicht unsere Dunkelheit,
die uns am meisten Angst macht.
Wir fragen uns, wer wir sind,
uns brillant, großartig, talentiert, phantastisch zu nennen?
Aber wer bist Du, Dich nicht so zu nennen?
Du bist ein Kind Gottes.
Dich selbst kleinzuhalten, dient nicht der Welt.
Es ist nichts Erleuchtetes daran, sich so klein zu machen,
damit andere um Dich herum sich nicht unsicher fühlen.
Wir sind alle bestimmt, zu leuchten, wie es die Kinder tun.
Wir sind geboren worden, um den Glanz Gottes, der in uns ist,
zu manifestieren.
Er ist nicht nur in einigen von uns, er ist in jedem einzelnen.

Und wenn wir unser Licht erscheinen lassen,
geben wir anderen Menschen die Erlaubnis, dasselbe zu tun.
Wenn wir von unserer eigenen Angst befreit sind,
befreit unsere Gegenwart automatisch andere.

Williamson kann sich selbst brillant, großartig, talentiert, fantastisch nennen, weil sie sich als Kind Gottes versteht. Trotzdem ist sie nicht eingebildet oder arrogant, denn sie weiß, dass all diese Gaben und Eigenschaften nicht aus ihrer Leistung heraus entstanden sind oder sie sie durch ihre überragende Begabung, zu Menschen zu reden und ihnen in der Not zu helfen, unter Beweis stellen konnte. Sie hat diese Fähigkeiten, aber sie hat sie nicht erzeugt. Sie ist einfach so. Beziehungsweise ist sie einfach so gemacht worden. Und wenn du etwas einfach so geschenkt bekommst, ohne danach explizit gefragt zu haben, dann ist die erste Reaktion nicht „Oh Mann, bin ich geil!", sondern „Wow, danke, damit habe ich gar nicht gerechnet."

Das Licht eines jeden Menschen ist kein Schalter, den wir erst einmal finden müssen und den wir jeden Tag immer wieder an- und aus- und an- und aus- und an- und ausschalten, das Licht ist da, es bleibt da und wir dürfen es einfach scheinen lassen. Die Gewissheit, dass es einen Gott gibt, der uns einfach so wundervoll geformt hat, ohne dass wir auch nur den linken kleinen Zeh rühren mussten, ermutigt Menschen wie Williamson dazu, großartige Projekte auf die Beine zu stellen – sie ist überzeugt, dass es nicht alleine ihre Kraft ist, die sie dafür benötigt, sondern sie vertraut darauf, dass sie alles, was sie für ihre Aufgaben braucht, bereits in sich hat, von Gott gegeben.

Meine Aufgabe besteht nun nicht darin, Aidskranken in Los Angeles zu helfen oder New York Times Bestseller zu schreiben (Spiegel-Bestseller würde mir reichen ;)), sondern eine Krankheit hinter mir zu lassen und mir den Weg zu einem friedlichen sowie zufriedenen Herzen und Leben zu ebnen. Aber auch hier stieß ich an meine Grenzen. Obwohl ich mein Unterbewusstsein an die Überzeugung heranführte, frei sein zu dürfen, keinen Zwängen mehr unterliegen zu müssen und einfach loszulassen, war da etwas, das mich nicht ganz gehen ließ: so ein Zipfel, ein kleiner Stofffaden, der sich im Reißverschluss verheddert hatte.

All die Versuche, Lehren, Praktiken waren letztendlich wieder etwas, das ich aktiv machen, lesen, umsetzen musste, um davon zu profitieren. Das würde im trügerischen Umkehrschluss bedeuten: Je mehr ich tat, desto schneller würde ich gesund werden. Je öfter ich zur Therapie ginge, je mehr Meditationen ich machte, je ruhiger mein Atem würde, desto schneller würden mein Körper und meine Seele verstehen, wer ich wirklich war und dass ich keine Krankheit brauchte, um bedeutungsvoll zu sein. Fakt ist: Die Rechnung geht nicht auf. Selbst aus dem Kümmern um sich selbst kann ein Götze werden. Man redet sich vieles ein, anderes redet man sich schön und erzählt die neu erkannten Weisheiten weiter. Durch die Verbreitung und das Teilen mit anderen können sich neue Gedanken vertiefen oder aber man läuft Gefahr, darüber zu sprechen, es aber selbst nicht zu verinnerlichen.

Das trifft nicht auf jeden zu. Auf mich schon. Wie oft habe ich meiner Familie erzählt, welche Durchbrüche ich wieder erlebt hatte und dass ich jetzt endlich auf dem richtigen Weg sei, doch in Wahrheit war es wieder nur ein Versuch, ihnen zu zeigen, dass ich gesund werde und Erwartungen einhalte. Und wenn wir mal ehrlich sind, tun wir das öfter, als uns lieb ist. Wir sind super darin, andere zu beobachten und komplexe Themeninhalte zu durchleuchten. Wir lieben es, Tipps zu geben – für unser Umfeld oder auch für uns selbst – und noch mehr stehen wir darauf, stolz zu erzählen, wie wir uns selbst ganz heil, ganz frei gemacht haben, welch wunderbare Wendung unser Weg nahm und wie gut uns das alles jetzt tut. Aber wenn es darum geht, dieses Wort sich selbst gegenüber einzuhalten, konsequent all die Ratschläge im eigenen herausfordernden Alltag umzusetzen, werden wir oft unsicher und fangen an zu straucheln.

Auch ich erörterte immer mehr und könnte locker bei einer Samstagabend-Psychoquiz-Sendung im ZDF gegen jeden noch so renommierten C-Promi-Psychodoc antreten. Doch je mehr ich äußerlich verstand, desto weniger verstand ich, warum ich innerlich nicht frei werden konnte. Theoretisch wusste ich doch alles, mein Kopf war ein Meister im Reflektieren und jeder, dem ich davon erzählte, war begeistert von meiner bedachten Lebensweise. (Nicht) Gern gehörtes Zitat: „Du siehst aus wie zwanzig, aber hörst dich an wie vierzig – krass!" Erst als ich mich schon fast damit abfinden wollte, durfte ich verstehen, was mich abhielt, ganz frei zu sein. Ich. Ich selbst war diejenige, die mir im Weg stand. Problem: Ich wusste nicht, wie ich mich selbst aus dem Weg räumen konnte.

Der christliche Glaube begleitete mich schon mein Leben lang, mal mehr, mal weniger. Ich war es gewohnt, dass man am Tisch betete, ich kannte Kindergottesdienste und war in Berlin sogar selbst in einer evangelisch-freikirchlichen Gemeinde tätig. Mit der Institution Kirche konnte und kann ich zwar nicht viel anfangen, aber die biblischen Werte waren mir durchaus vertraut. In der Klinik hatte ich immer eine kleine Bibel bei mir, ich betete, wenn ich verzweifelt war und versteckte mich manchmal im Wald an einem kleinen Tümpel, um Gott die Ohren vollzuheulen. Glauben war für mich auf jeden Fall immer eine Quelle von Kraft, Hoffnung und neuer Zuversicht. Ich mochte es immer schon sehr, für andere zu beten und ihnen durch meine Worte über Gott und seine Zuwendung eine Unterstützung zu sein.

Auch deshalb ließ ich mich während meines Studiums in Magdeburg taufen – Debi (meine WG-Experiment-Partnerin) war meine Taufpatin und das war ein ganz besonderes Erlebnis für mich. Debi hat einen extrem starken, fokussierten und kompromisslosen Glauben. Das hat mich immer schon begeistert: Selbst bei wissenschaftlichen Fragen oder gesellschaftlich sehr schwer zu vereinbarenden Ansichten, bleibt sie felsenfest bei ihrer Überzeugung. Sie kann glauben, ohne zu verstehen. Oder besser gesagt: Sie kann zuerst glauben, bevor sie etwas versteht. An erster Stelle steht das Vertrauen zu Gott, dann erst macht sie sich Gedanken darüber, was sie noch tun kann. Ehrlich gesagt dachte ich, wenn ich so öffentlich zu meinem Glauben stehe – noch dazu mit so einer Taufpatin – und ganz sichtbar im Taufbecken „reingewaschen" werde, dann würde auch die Essstörung keine Chance mehr haben. In meiner Vorstellung lösten sich alle negativen Gedanken in Luft auf und wurden durch einen hellen Schein ersetzt, der nur noch Leuchtendes und Wohltuendes hervorbrachte. Leider hatte ich zu diesem Zeitpunkt meinen Tiefpunkt lange noch nicht erreicht. Ich erinnere mich an die Vorwürfe und Zweifel, die ich hatte: „Wie kann ich denn bitte noch so krank sein? Ich habe doch bekannt, dass ich an Heilung und Gottes Wirken glaube, wieso ist es denn dann immer noch nicht weg? Bin ich es nicht wert, gesund zu werden?"

Doch, natürlich. Jeder Mensch ist es wert, gesund zu werden – unabhängig davon, ob er nun an Gott glaubt oder nicht. Ohne es zu merken, war ich wieder mitten in dem Machen-Modus. Selbst Gott gegenüber dachte ich, ich muss jetzt mal machen, damit er dann den Rest erledigt. Zur Seelsorge gehen, Predigten hören, in den Gottesdienst gehen, sich in der Gemeinde engagieren, Lieder singen – all das sind zwar schöne und ermutigende Tätigkeiten, aber es bleiben Tätigkeiten. Tätig sein, tun, machen – da war es wieder. Leisten. Leisten, um zu heilen. Leisten, um geheilt zu werden. Leisten, um zu sein. Ohne ging es einfach nicht. Was ich in den letzten Monaten aber sehr deutlich erfahren habe: Es geht nur ohne! Ob ich nun die Yogamatte ausrolle oder den Gebetsteppich, ob ich „Shanti" singe oder „Amen" sage, ob ich meine Gedanken da sein lasse oder für mich bete – es sind und bleiben Dinge, die ich tue, um Freiheit zu erhalten. Aber nichts davon wird sie mir geben. Sie ist nämlich schon da.

Nun kann man sich fragen: „Hä? Wie bitte? Habe ich die letzten 200 Seiten also völlig umsonst gelesen? Hast du sie eigentlich noch alle? Ich habe 18 Euro für dieses Buch bezahlt und wenn du mir jetzt erzählst, dass doch alles vom Goldtopf am Ende des Regenbogens erst kommt, dann wirst du ganz schnell zur Klolektüre." Obwohl Klolektüren nicht selten wahre Schätze sind und in einem Moment völliger Aufmerksamkeit und Loslösung alter Lasten gelesen werden, kann ich dich beruhigen: Nein, das war und ist nicht alles Schwachsinn. Aber hier sind wir endlich an einem entscheidenden Wendepunkt. Nachdem wir Kapitel für Kapitel einige Aspekte von Selbst(wieder)findung aufgearbeitet, erklärt, erörtert, belegt und wissenschaftlich beleuchtet haben, fehlt nur noch eines. Wie ich für mich herausgefunden habe, ist es das, was mir am allerschwersten fällt und was ich Tag für Tag neu lernen darf. Glauben.

Glauben, dass ich bereits frei bin.
Glauben, dass ich nichts tun kann, um wahre Heilung zu „produzieren".
Glauben, dass ich so wie ich bin geliebt, angenommen und verstanden werde.
Glauben, dass mein Licht leuchtet, egal wie viele Decken ich auch darüber werfe.
Glauben, dass ich „brillant, großartig, talentiert, fantastisch" bin.
Glauben, dass der Glaube immer stärker sein wird als die Angst.
Glauben, dass glauben reicht.

Ob du deinen Glauben in der Natur, in der Liebe oder in Gott verankerst – für mich ist entscheidend, dass nicht ich es bin, die all das in mir freisetzt, sondern etwas viel Mächtigeres. Nicht mein Geist muss mit all diesen Gedanken fertig werden, sondern es gibt einen Heiligen Geist, der sich jedem einzelnen Gedanken annimmt und an den ich jeden davon abgeben kann. Es ist nicht meine Kraft, die mich Verhaltensweisen verstehen und umkehren lässt, sondern eine viel größere, göttliche Kraft, die mich bei jedem Schritt auf diesem Weg begleitet. Meine Hauptaufgabe liegt also darin, das Geschenk, das Leuchten, das Verstehen, das Loslassen, das Neue, das bereits Geheilte einfach anzunehmen. Einfach „Ja" zu sagen. Womit wir wieder bei dem Satz „It's simple but not easy" wären, denn glauben hört sich zwar sehr einfach an, ist es aber (für mich) ganz und gar nicht. Die Kontrolle abzugeben und einzusehen, dass jegliche Anstrengungen, so achtsam sie auch sein mögen, nur dann einen Sinn ergeben, wenn ich das Grundprinzip verstehe und glaube, dass ich bereits frei bin, ist meine tägliche Herausforderung. Es gibt ein Buch, da steht sehr deutlich und sehr oft, dass wir frei sind. Hier nur einmal drei Zitate daraus:

Ihr aber, liebe Brüder und Schwestern, seid zur Freiheit berufen.[4]

Und werdet die Wahrheit erkennen, und die Wahrheit wird euch frei machen.[5]

Wir sind frei geworden durch die Wahrheit, damit wir als Befreite leben. So steht nun fest und lasst euch nicht wieder vom Gesetz versklaven.[6]

Das letzte Zitat erinnert mich an die Werte unserer Arbeitsgesellschaft. Uns vom Gesetz versklaven lassen – darin lese ich eine ganz typische Verhaltensweise, denn wir lassen uns nur zu gerne vom

Gesetz versklaven, also von den Erwartungen, den Regeln, den To-dos; wir geben uns völlig unseren Aufgaben hin, ohne zu evaluieren, ob es nicht doch zu viel ist oder ob es uns langfristig schadet. Timothy Keller ist ein US-amerikanischer evangelischer Theologe, seine Predigten erreichen durch YouTube Zehntausende von Zuhörern. Ich kenne mich in der Welt von Pastoren und christlichen Rednern absolut nicht aus, deswegen bin ich immer sehr dankbar, wenn mir Freunde einen Tipp geben, welchen Podcast ich mir mal anhören könnte. Als mir meine Freundin Katharina den Link zu einer Predigt von Keller geschickt hat, dauerte es lange, bis ich mir wirklich einmal die Zeit nahm, um auf Play zu drücken.

Letztendlich tat ich es, als ich am Flughafen in einem Café aufs Boarding wartete, bevor es für den gemeinnützigen Verein „Geschenke der Hoffnung" nach Osteuropa gehen sollte, quasi mitten im Arbeitsmodus. Wie passend also, dass Keller in dieser Predigt davon sprach, wie wichtig die Fähigkeit sei, zu ruhen, die innere Freiheit, eine Pause einzulegen. Dabei benutzte er auch das Bild des Sklaven: Wir sind Sklaven unserer Arbeit. Wir sind ein Sklave, wenn wir nicht „Nein" sagen können. Zwar denken wir, wir hätten die Kontrolle und je mehr wir arbeiten, desto mehr erreichen wir, doch letztendlich werden wir kontrolliert und fremdgesteuert von dem Drang, immer mehr leisten und damit mehr erreichen zu müssen. Keller betont: Wer „Nein" sagen und damit – also auch mit etwas, das unerledigt bleibt – zufrieden sein kann, wer außerdem die innere Freiheit hat, nicht zu arbeiten und während des Nicht-Arbeitens auch nicht ständig an die Arbeit denkt, der hat die wahre Kontrolle. Er zitiert dafür sogar das erste Buch Mose aus der Bibel. In der Schöpfungsgeschichte steht, dass Gott nach jedem Schöpfungsschritt innehält und sagt „Es war gut." Am Ende sagte er sogar: „Es war sehr gut."

Und was tat Gott, der, der angeblich alles kann, alles weiß und nie müde wird, nach dem sechsten Tag? Er ruhte sich aus. Er, der eigentlich keine Ruhe nötig hat, nahm sich die Zeit, um seine Leistung zu betrachten und wertzuschätzen. Eva, Adam und die böse Schlange konnten warten. In diesem Moment, an diesem ganzen Tag, war nichts wichtiger, als sich die geleistete Arbeit bewusst zu machen und sich dafür zu belohnen. Er nutzte diesen Tag nicht, um das, was er getan hatte, auszuwerten (das machen wir nämlich gerne, so nach dem Motto: Ach, ich arbeite ja nicht, ich schaue mir doch nur an, wie das so gelaufen ist oder lese Fachzeitschriften, um mich weiterzubilden oder recherchiere ein bisschen im Internet oder wiederhole einfach noch mal, was ich gestern gelernt habe oder, oder, oder). Er kritisierte sich auch nicht, wie wir das vielleicht getan hätten: „Ach na ja, also das Meer hätte ich jetzt schon noch ein bisschen größer machen können und die Farbe des Pazifiks sticht sich so ein bisschen mit dem Himmelblau. Vielleicht versuche ich doch noch mal die Variante mit der Scheibe, bei der am Ende einfach alles runterfällt. Ob die Giraffe wirklich so einen langen Hals braucht? Und diese Bäume mit diesen Stacheln – am Ende kommen Menschen noch auf die Idee, bunte Kugeln und Lichter daran zu stecken." Nein, so behandelte Gott nicht sein Werken und Machen. Er war einfach nur zufrieden. Das sagt auch Keller: Wer ruhen kann, kann auch zufrieden sein. Wer nicht ruhen kann, wird niemals zufrieden sein, weil er das Gefühl hat, es ginge immer noch besser.

Aber mal ehrlich: Ob du jetzt an einen Gott und die 7-Tage-Show glaubst oder nicht, aber wenn er sich schon erlaubte, einfach mal abzuschalten, sollten wir das nicht auch ab und zu versuchen? Sonntags zum Beispiel (da fällt es auch nicht so sehr auf).

Dann bin ich auf ein anderes Buch gestoßen, in dem man viel über achtsames Leben lesen kann. Es gibt Tipps, wie wir uns unserer eigenen Achtsamkeit immer wieder bewusst werden können. Auch das Thema Gedanken wird darin thematisiert und es bestätigt, wie viel Macht unsere Gedanken über unser Sein haben können, doch dass wir jedes Mal entscheiden können, welchen Gedanken, welchen Impulsen wir Folge leisten.

Denn immerhin bestimmt ja euer Herz, was ihr sagt. Ein guter Mensch spricht gute Worte aus einem guten Herzen, und ein böser Mensch spricht böse Worte aus einem bösen Herzen.[7]

Es sind eure Gedanken, die den Menschen verunreinigen.[8]

Wer aber hört und nicht danach handelt, gleicht einem Menschen, der ein Haus ohne Fundament baut.[9]

Lass dich nicht vom Bösen überwinden, sondern überwinde das Böse mit Gutem.[10]

Dann gibt es ein Buch, das viele Aspekte des Zusammenlebens beschreibt und uns eine Guideline anbietet, wie wir friedlich und achtsam miteinander umgehen. Allen voran gilt diese Goldene Regel:

Geht so mit anderen um, wie die anderen mit euch umgehen sollen.[11]

Sie wird an anderer Stelle noch näher erklärt:

Hört auf, andere zu verurteilen, dann werdet auch ihr nicht verurteilt. Denn andere werden euch so behandeln, wie ihr sie behandelt. Der Maßstab, nach dem ihr andere beurteilt, wird auch an euch angelegt werden, wenn man euch beurteilt.[12]

Dazu gehört auch, die anderen so sein zu lassen, wie sie sind und ihre Eigenarten anzunehmen, also auch ihre abweichenden Meinungen oder Verhaltensweisen – dieses Zitat wird vielleicht endlich mal ein Ansporn sein, all die „Du Tiermörder"- oder die „Du frisst den Tieren die Nahrung weg, also bist du auch ein Tiermörder"-Diskussionen zwischen Vegetariern und Fleischessern sein zu lassen:

> *Nehmt den an, der im Glauben schwach ist und streitet nicht mit ihm über unterschiedliche Meinungen. Während der eine zum Beispiel glaubt, man dürfe alles essen, verzichtet ein anderer auf Fleisch, weil es sein Gewissen ihm verbietet. Wer meint, er dürfe alles essen, soll nicht auf den herabsehen, der nicht alles isst. Und wer bestimmte Speisen vermeidet, soll den nicht verurteilen, der alles isst.*[13]

Letztendlich wird jegliches Vergleichen sinnlos und das Miteinander um einiges harmonischer, wenn dieses hier gelten darf: *Entscheidend ist aber, dass jeder von dem überzeugt ist, was er denkt.*[14] Damit meint der Autor nicht, dass wir alle Dickköpfe sein sollen, die keine Kompromisse eingehen, sondern vielmehr ein friedliches „Mich-und-andere-so-sein-lassen-wie-wir-sind". Denn dann kann man nicht nur seine eigenen Vorlieben annehmen, sondern gleichzeitig auch die des anderen akzeptieren. Dafür muss man sie nicht gutheißen, aber man schließt Frieden damit und rettet sich vor beziehungsschädlichem gegenseitigem Verurteilen. Andere anzunehmen hat also nicht nur einen positiven Einfluss auf die anderen, sondern ebenso auch auf dich. Glaubt man dieser Stelle, dann macht es dich sogar richtig happy: *Glücklich ist der, der sich selbst nicht für etwas verurteilen muss, das er für sich gutheißt.*[15]

Man findet in dem Buch auch immer wieder Beispiele, die gelebte Achtsamkeit verdeutlichen, wie diese Anekdote:

Warum regst du dich über einen Splitter im Auge deines Nächsten auf, wenn du selbst einen Balken im Auge hast? Mit welchem Recht sagst du: Mein Freund, komm ich helfe dir, den Splitter aus deinem Auge zu ziehen, wenn du doch nicht über den Balken in deinem eigenen Auge hinaussehen kannst? Zieh erst den Balken aus deinem eigenen Auge, dann siehst du vielleicht genug, um dich mit dem Splitter deines Freundes zu befassen.[16]

Das hat mich an meine Metapher über den Wald erinnert und unser Verhalten in Beziehungen. Es spiegelt genau diese Eigenart wider, mit der wir oft unserem Umfeld begegnen. Unsere Doppelmoral, ein falscher Eifer, sich um andere zu kümmern, bevor wir uns um uns selbst kümmern; heilen und retten zu wollen, obwohl wir selbst Heilung bräuchten; sich mit der Hilfsbedürftigkeit anderer zu beschäftigen, um nicht zugeben zu müssen, selbst hilfsbedürftig zu sein; sich den Problemen im Außen zu widmen, um ja nicht all die Scherben in uns selbst aufsammeln zu müssen.

In einem anderen Kapitel las ich sehr inspirierende Worte über unser Ego und unsere Leistung:

Ich hätte viele Gründe, stolz zu sein, und es wäre absolut kein Unsinn, sondern die reine Wahrheit, doch das tue ich nicht. Ich will, dass niemand besser von mir denkt, als es meinem Leben und meiner Verkündigung entspricht.[17]

Hier steht nicht, dass Eigenlob unangebracht wäre (oder stinkt) oder Selbstbewunderung gelogen ist, sondern es steht ganz deutlich, dass es der Wahrheit entsprechen würde. Wir sind toll, wir leisten viel, wir haben allen Grund dazu, mit uns selbst und unserem Leben anzugeben – doch wenn wir das in den Fokus rücken, sobald wir mit anderen in Kontakt treten, denken sie besser von uns als von sich selbst. Wir profilieren uns damit und stellen uns über sie. Wir verlassen die Ebene der Augenhöhe und sehen uns als etwas Besseres an. Das ist ein interessanter Gedanke: Sich selbst dem eigenen Wert bewusst zu sein und auch einen gesunden Bezug zu der eigenen guten Leistung zu haben, doch nicht die Genugtuung darin suchen, es ins Außen zu projizieren. Erinnern wir uns an das Zitat von Williamson, sollte es stets darum gehen, durch das eigene Leuchten andere Menschen an ihr Leuchten zu erinnern, aber nicht sie durch unser Strahlen in den Schatten zu stellen. Der folgende Abschnitt trifft diese Aussage ganz gut:

Fangen wir jetzt wieder an, mit unserer Arbeit anzugeben? Manche Leute müssen Empfehlungsschreiben mitbringen oder euch bitten, ihnen Empfehlungsbriefe zu schreiben. Der einzige Empfehlungsbrief, den wir brauchen, seid ihr selbst! Euer Leben ist wie ein Brief, der in unsere Herzen geschrieben wurde.[18]

Wie viel unserer Energie verwenden wir auf unsere Arbeit und wie viele von uns sehen die Menge an Leistung proportional zu dem Grad unseres Ansehens und Wertes? Stellt sich die Frage: Ist es das wirklich wert? Können uns allein die Arbeit und unsere Leistung glücklich machen? Wie lange können wir das durchhalten und wo bleibt Zeit für uns und andere? Dieser Autor hier erachtet es sogar als „Sinnlosigkeit in der Welt", wenn sich ein Mensch nur noch dem Schaffen unterwirft. Wie nah stehen wir dieser Sinnlosigkeit in unserem eigenen Leben?

Ich sah noch ein weiteres Beispiel der Sinnlosigkeit in der Welt:
Ein Mann, der alleine lebt und weder Kind noch Bruder hat und
auch keine Freunde oder Bekannte. Er arbeitet, so viel er kann,
und will immer noch mehr haben. Müsste er sich denn nicht
fragen: „Für wen arbeite ich eigentlich? Warum gönne ich mir
kein Vergnügen?" Auch das ist sinnlos und eine Vergeudung von
Zeit.[19]

Eigentlich ist es doch so: Wir wollen immer wieder gerne Veränderung. Ob das nun kleine Dinge sind, ein tiefgreifender Verhaltens-
wandel oder eben die Überwindung einer psychischen (psychosomatischen) Krankheit. Vielleicht nehmen wir uns vor, weniger
Kaffee zu trinken oder wir möchten mehr Entspannung in unseren Büroalltag bringen, um nicht ein zweites Burnout zu erleiden
oder versuchen, unsere Kalorienzufuhr auf einer konstant gesunden Ebene zu halten, um nicht wieder untergewichtig (oder über-
gewichtig) zu werden. Ganz egal, was: Das Ziel haben wir oft sehr
deutlich vor Augen. Aber auch den Weg? Oft ertappe ich mich dabei, wieder in meiner Komfortzone zu sitzen und es eben nicht anders zu machen, also wieder in alte Verhaltensweisen zu rutschen:
Ich greife zur Koffeinbrühe, ich sage das Wochenende in den Ber-
gen wegen eines Projektes ab oder ich bestelle lieber Salat als Pasta.
Damit verarschen wir uns selbst und werfen die guten Vorhaben
über Bord. Wenn ich mich in altbekannten Gedankenstrudeln
wiederfinde, denke ich oft: Oh Mann, Jeni! Das passt doch gar
nicht zu dir. Du willst das Leben genießen, die Freiheit spüren,
dich nicht immer wieder in Zwänge stecken und diese dämlichen
Kreise durchlaufen. Du hast es doch eigentlich schon längst verstanden – also bleib dabei. Doch es scheint so, als würde meine
innere Stimme mich dazu verlocken wollen, lieber bei den altbekannten, wenn auch nicht so guten Verhaltensmustern zu bleiben,
anstatt vielversprechende neue auszuprobieren, die ich aber eben

noch nicht kenne. Es geht also wieder um die Angst und darum, sie abzulegen. Es geht also wieder um den Glauben und darum, ihn anstelle der Angst zu setzen.

Dieser Satz dazu klingt banal, bringt es aber auf den Punkt: *Hab keine Angst. Glaube nur.*[20]

Doch dann heißt es in einem anderen Buch wieder: *Es reicht nicht, nur Glauben zu haben. Ein Glaube, der nicht zu guten Taten führt, ist kein Glaube – er ist tot und wertlos.*[21]

Es geht sogar noch weiter: *So wie der Körper ohne Geist tot ist, ist auch ein Glaube tot ohne gute Taten.*[22]

Zuerst war ich enttäuscht: Was soll das denn jetzt? Zuerst soll man nur glauben und dann reicht glauben plötzlich nicht mehr? Können sich die Ansichten dieser Welt nicht mal auf eine Richtung einigen?? Doch dann, ein paar Gedanken später, machte es irgendwie umso mehr Sinn. Am Anfang steht der Glaube – nur glauben, einfach sein, ohne etwas zu tun. Wenn der Glaube steht, steht das Fundament. Wenn du glaubst, dass das, was du erreichen möchtest, auch wirklich eintrifft, dann kannst du anfangen, die richtigen Schritte zu deinem Ziel zu gehen. Wenn du aber zuerst etliche Schritte läufst, ohne wirklich daran zu glauben, dass sie dich an dein Ziel führen werden, verschwendest du deine Energie und wirst immer wieder falsch abbiegen. Doch dann steht da noch das Adjektiv „gut" – es geht nicht darum, etwas zu tun, sondern etwas Gutes zu tun. Auch das macht Sinn: Wenn ich das Ziel habe, mich nicht noch einmal bis zur völligen Erschöpfung kaputtzuarbeiten, dann werden sich meine Taten nicht danach richten, endlose To-do-Listen aufzustellen oder noch mehr Überstunden zu schieben. Wenn ich daran glaube, dass ich ein ausgeglichenes Leben führen kann, ohne Burnout, Schlaftabletten oder Internetabhängigkeit, dann handle ich dementsprechend.

Wahr ist aber auch: Wir halten uns nicht immer daran. Wir sind nicht immer so stark und zielstrebig. Wir treten mal auf der Stelle, verfallen in alte Muster und beherrschen die Rolle des Musterknaben mehr schlecht als recht. Dann brauchen wir Trost. Neue Hoffnung. Zuversicht. Manchmal brauchen wir auch einen richtig guten Arschtritt, aber auch das ist in gewisser Weise Trost spendend. Wenn ich auf meine letzten Jahre zurückblicke, darf ich eines erkennen: Auch wenn ich noch in keiner Phase am Ziel angekommen und auch jetzt immer noch auf meinem Weg bin, ist jeder Abschnitt trotzdem voller glücklicher Momente gewesen. Selbst in der Klinik habe ich wunderschöne Erfahrungen gesammelt, ganz unabhängig von meinem Problem. In dem Moment, in dem wir am Leben teilnehmen, auch wenn dieses Leben den einen oder anderen Haken hat, werden wir Glück und Freude erfahren. Auch dazu (Überraschung!) habe ich eine Buchstelle gefunden:

Unser Herz ist voll Leid und doch erleben wir ständig
neue Freude. Wir sind arm, aber wir machen andere reich.
Wir besitzen nichts und haben doch alles.[23]

Da steckt aber noch mehr drin: Selbst wenn es uns nicht so gut geht und wir uns in einem Heilungsprozess befinden, können wir dennoch positiv auf andere wirken. Das ist für mich einer der wichtigsten Inhalte meines Lebens. Abseits von Gedankenstrudeln, Therapiestunden, Achtsamkeitslehren und stillen Zeiten – um mich in Glauben und Vertrauen zu üben, habe ich ein soziales Leben, in dem ich eine Rolle spiele, Freunde, für die ich da sein kann; Fremde, denen ich ein Lächeln schenken darf; Familie, die sich über einen Anruf freut. Und als Journalistin, die über ärmere Regionen der Welt berichtet, ergeben sich immer wieder begeisternde Möglichkeiten, Menschen Hoffnung zu schenken. Selbst die rumänischen Mädchen, in deren Gesellschaft ich absurde

Kampf-Gedanken hatte, bleiben als wertvolle Begegnungen in meiner Erinnerung, denen ich meine Aufmerksamkeit, meine Zeit und eine angebrachte Berichterstattung schenken konnte.

Auch hier gilt das Beispiel mit dem Splitter und dem Balken: Trübt mein eigener Balken im Auge zu sehr meinen Blick und verfange ich mich in heuchlerischer Projektion eigener Probleme auf andere, wird die Nächstenliebe zum versteckten Selbsthass, und das ist nun wirklich nicht ihr Sinn und Zweck. Doch ich bin fest der Überzeugung, dass wir neben unseren eigenen Anstrengungen im Leben auch für andere da sein dürfen, um daraus Kraft und Inspiration für unseren eigenen Weg zu schöpfen. Das Gleichnis mit Splitter und Balken vermittelt also vor allem eines: Das richtige Maß ist ausschlaggebend. Selbst wenn wir leiden und tagtäglich mit unseren Köpfen kämpfen und uns emotional arm fühlen, können wir für andere eine Quelle der Freude und des Mitgefühls sein. Dieses kostenlose Medikament – Nächstenliebe – sollte jeder von uns in Übermaßen einnehmen und weitergeben. Wie viel besser wäre diese Welt dann!

Und wenn ich das mal brauche? Einfach eine Anlaufstelle, die mich aufbaut, ohne sich selbst damit rühmen zu wollen? Schließlich gibt es das Sprichwort: *Freundliche Worte sind wie Honig – süß für die Seele und gesund für den Körper.*[24] Es fiel mir manchmal schwer, solche Orte zu finden, ohne wieder eine Woche warten zu müssen, bis ich die nächste Therapiesitzung hatte. Ich war hin- und hergerissen: Ja, ich möchte mich ausheulen, aber kann ich meiner Mutter wirklich erzählen, wie es mir gerade geht oder macht sie sich dann wieder Vorwürfe und Schlaf raubende Sorgen? Ja, ich möchte in den Arm genommen werden, aber darf mich mein Partner wirklich in diesem verzweifelten Moment erleben oder versucht er dann nur wieder, mich zu retten und im schlimmsten Fall, mir was vorzuessen? Natürlich gab es immer Freunde, die an meiner Seite waren, aber wie nah durfte ich sie an diese Gedanken-Abgründe heranlassen?

Ich hatte tatsächlich Angst, anderen mit meinem Schaden zu schaden, ihnen mit meinem Problem Probleme zu machen. Das bringt dich in ein Dilemma, im schlimmsten Fall zur Vereinsamung. In diesen Momenten versuchte ich einfach Schritt für Schritt weiterzugehen, mich an das zu klammern, was ich bereits gelernt und erfahren hatte, mit der Gewissheit, dass jeder Gedanke und jede Situation irgendwann vorbei ist und es weiter vorangehen kann. Anfangs dachte ich, in einer Kirchengemeinde Halt zu finden – in Predigten, Liedern, Gesprächen. Wenn es jemand kann, Trost zu schenken, dann muss es doch wohl so etwas wie eine christliche Gemeinschaft sein, oder? Menschen, die den Beruf ausüben, ermutigende Worte auszusprechen und Zweiflern eine neue Orientierung zu geben. Die Predigten und Texte waren tatsächlich ermutigend, aber sie erreichten nicht mein Herz, sie waren keine langanhaltende Kraftquelle und sobald ich aus der Tür rausging, war wieder alles mehr oder weniger beim Alten. Man sah, dass es mir nicht gut ging, aber mehr als zusehen und zulächeln passierte nicht. Irgendwann ging ich nicht mehr hin. Und das war es dann auch. Drei Jahre ging ich dort ein und aus, engagierte mich und war ein bekanntes Gesicht. Doch als dieses Gesicht von Leid gekennzeichnet war, lächelte man es weg. Das war eine große Enttäuschung für mich, gleichzeitig aber auch die entscheidende Erfahrung, um stets darin bemüht zu sein, anders zu reagieren.

Wenn ich Leid sehe und denke, ich kann es lindern – ob mit einer warmen Mahlzeit, einer Umarmung oder einer Flasche Wein und einem guten Gespräch – dann tue ich es. Wenn wir uns nicht die Zeit nehmen, um für andere da zu sein, müssen wir uns auch nicht wundern, wenn sich andere diese Zeit nicht nehmen. Und wenn wir verletzend behandelt werden, sollten wir es selbst bewusst anders machen, sofern wir die Chance dazu haben.

All die Geschichten, Beispiele und Gleichnisse sind für mich so ein Ort, an dem ich immer wieder Ermutigendes lesen und erfahren darf. Mittlerweile habe ich gelernt, welchen Menschen ich was erzähle und wer wie tief in mein Herz blicken darf (was natürlich ein lebenslanges Lernen darstellt). Doch es tut gut, eine Hoffnungsquelle zu haben, die unabhängig von Menschen ist, die sich nicht nach Zeitplänen, Verfügbarkeit oder WLAN richten muss, sondern immer zugänglich, immer verständnisvoll, immer da ist. Jeder hat mal einen schlechten Tag, wählt die falschen Worte, hat selbst gerade viel um die Ohren und kann nicht immer perfekt sensibel auf deine Bedürfnisse reagieren. Es ist eine große Erleichterung, wenn man diesen Menschen in solchen Momenten keinen Vorwurf machen muss oder enttäuscht ist, weil man einen Ankerpunkt gefunden hat, der für sie eintritt. Besser gesagt, sollte dieser Ankerpunkt die erste Anlaufstelle sein, er erdet dich, erinnert dich an Werte und Wahrheiten, macht dich bereit für die nächsten Schritte – und mit diesem gefestigten Ich kann man sich den Meinungen und Ratschlägen der Außenwelt hingeben, ohne ihnen zu unterliegen.

Und in welchen Büchern kann man nun all die Geschichten und weisen Lebensanleitungen nachlesen? Sie stehen verstreut in vielen Büchern, aber gesammelt findet man sie in einem großen Schriftwerk: in der Bibel.

Nein, dieses Buch soll nicht missionieren oder evangelisieren oder sonst etwas zu Unterstellendes anrichten. Ich war selbst ziemlich überrascht, als ich im Schreibprozess die Bibel aufgeschlagen habe und plötzlich Sachen las, die ich schon Wochen zuvor für mein Buch aufgeschrieben hatte. Das war teilweise eben nichts Neues, sondern tiefgreifende Ansichten, nach denen ich mein Leben und Verhalten schon lange ausrichtete, bevor ich überhaupt einmal an die Bibel dachte. All die Tipps, Verhaltensweisen und Ratschläge stehen in diesem uralten Ding drin, von dem ich immer dachte: Das schlage ich lieber nicht zu weit auf, denn dann lese ich nur wieder etwas über Sünde, Hölle und Endzeit. Ich hörte oft „Das Wort Gottes wird dir neue Kraft schenken", aber dieser Satz hat sich für mich dermaßen abgedroschen angehört, dass ich wirklich der Überzeugung war, nur alte, engstirnige Beichtstuhlwärmer können das ernst meinen. Für mich war klar: Wenn ich dieses dicke Buch einfach irgendwo aufschlage, werde ich mich danach schlechter fühlen als davor. Das Risiko in irgendeiner Schlacht beim Alten Testament rauszukommen oder wieder mal durchzukauen, wie Jesus die Nägel in Hände und Füße geschlagen wurden, war mir zu groß und ich fragte mich: Wie soll mir das denn bitte weiterhelfen? Nun ja, den Rest kennen wir irgendwie schon.

Dieser Unglaube hielt sich jahrelang. Ich las gerne das eine oder andere Andachtsbuch oder den christlichen Abreißkalender, wenn ich mal bei Mutti zu Besuch war, aber die Bibel rührte ich nicht an. Selten las ich eine Stelle nach, aber dann wirklich nur diese drei ausgewiesenen Verse und ja nicht noch etwas drumherum. Bis ich an meine Grenze kam. An diese Grenze, ein paar Meter vor dieser kleinen wertvollen Tür mit der verschnörkelten Aufschrift „Herz". Meine Grenze war erreicht. Ich konnte hier nicht weiterkommen. Alle Erkenntnisse trugen wunderbare Früchte, aber ich merkte, dass ich nicht ganz loslassen konnte. Und an diesem Punkt fing ich an, meinen Glauben zu überdenken – wie viel denke ich, dass ich glaube, und wie viel davon glaube ich wirklich?

Von da an traute ich mich ganz langsam, diesem Buch, diesem Glauben, diesem Gott eine neue Chance zu geben und musste feststellen: Er denkt ja genauso wie ich. Er findet dieselben Sachen gut. Seine Vorstellung eines guten Lebens deckt sich mit meiner Idee eines achtsamen Daseins. Offensichtlich haben wir mehr gemeinsam, als ich lange Zeit dachte. Dieser neue Glaube, bedingungslos und ohne etwas dafür tun oder verstehen zu müssen, ist für mich der fehlende Schlüssel zu dieser kleinen Tür.

Wenn das auch nur schwer zu glauben ist: Ich muss nicht selten lachen, wenn ich in der Bibel lese – nicht weil ich etwas daran lächerlich finde, sondern weil darin teilweise lustige Geschichten stehen. Zum Beispiel der Prediger Salomo, was für ein Kerl – der spricht so manchem von uns aus der Seele und ist ein super Gesprächspartner, wenn man einfach mal Dampf ablassen und meckern will:

„„Es ist alles sinnlos und bedeutungslos', sagt der Lehrer, ,unnütz und bedeutungslos – ja, es ist alles völlig sinnlos.' (…) Ich habe die Menschen bei ihrem täglichen Tun beobachtet. Es ist alles sinnlos und gleicht dem Versuch, den Wind einzufangen. Was krumm ist, kann nicht gerade werden, und was nicht vorhanden ist, kann auch nicht gezählt werden. (…) In meinem Herzen nahm ich mir vor, mich mit Wein zu berauschen, aber so, dass ich noch besonnen über die Weisheit nachdenken könnte. Ich wollte so leben wie die Dummen, um herauszufinden, welche Lebensart für die Menschen während ihrer Zeit hier auf der Erde am besten sei. (…) So beschloss ich herauszufinden, was die Weisheit von der Verrücktheit und der Dummheit unterscheidet. (…) Ich stellte fest, dass Weisheit wertvoller ist als Dummheit, wie Licht wertvoller ist als Dunkelheit. (…) Gleichzeitig erkannte ich aber, dass Weise und Dummköpfe am Ende dasselbe Schicksal ereilt. Da dachte ich mir: Wenn es mir genauso ergehen wird wie dem Dummkopf – was hatte es dann für einen Sinn, dass ich mich so um Weisheit bemüht habe? Und ich sagte mir: „Das ist doch auch unnütz!" (…) Ich verzweifelte fast, als ich mir alle Mühe und Arbeit vor Augen hielt, die ich mir hier auf der Erde gemacht hatte. Denn es ist so: Ein Mensch müht sich ab, gibt Weisheit, Einsicht und sein ganzes Geschick daran, etwas zu erreichen. Dann aber muss er alles, was er erreicht hat, einem Menschen hinterlassen, der nichts dafür getan hat…[25]

Okay, dachte ich mir, willkommen im Salomonschen Badeparadies mit der weltgrößten Badewanne voller Selbstmitleid. Glaub mir, ich hätte noch einige mehr solcher Zitate von ihm bringen können. Auch wenn ich über den königlichen Meckerprofi schmunzeln musste, dachte ich mir im Nachhinein: Ups, er hat recht. Wie oft empfinden wir, dass einfach alles, wirklich alles, so sinnlos wie ein nigelnagelneuer Sportwagen ist, bei dem man dummerweise das Gaspedal vergessen hat einzubauen? Wenn wir in so einer richtigen „Kein-Bock-" oder „Ich-schmeiß-alles-hin-Stimmung" sind, verwenden wir wahrscheinlich noch ein etwas derberes Vokabular als der nette Herr Salomo, aber die unüberhörbare „Ist-mir-egal-Aussage" bleibt dieselbe. Umso erstaunter war ich, zu welchem Entschluss er kommt – und damit ist er weiter als so mancher unserer Zeitgenossen, mich eingeschlossen:

... Dadurch wurde mir klar, dass es das Beste für den Menschen ist, sich zu freuen und das zu genießen, was er hat. Denn es ist ein Geschenk Gottes, wenn jemand isst und trinkt und sich über die Früchte seiner Arbeit freuen kann.[26]

Also im Ernst: Anstatt zur Flasche zu greifen, sich die Decke über den Kopf zu ziehen und in Verzweiflung zu ertrinken, sagt er sich einfach: Ach, wenn ich es nicht ändern kann, dann nehme ich es eben so hin, wie es ist. Ich genieße das, was da ist und ärgere mich nicht über das, was nicht da ist – womit wir wieder mitten in der Achtsamkeitslehre und dem Akzeptieren des Ist-Zustandes wären. Mehr noch: Er sagt, es sei ein Geschenk Gottes, sich über seine Leistung zu freuen. Wenn es ein Geschenk Gottes ist, dann ist es ihm und seinen Mitmenschen sicherlich nicht leicht gefallen, fröhlich auf ihre Arbeit zu blicken und positiv von sich selbst zu denken. Damit spricht der werte Herr genau das Phänomen unseres Optimierungszwanges an, das vielen von uns heute immer mehr die Kehle zuschnürt. Nicht stolz sein zu können, es nicht einfach mal *gut* sein lassen, sich einfach mal *gut* sein lassen – damit hatten offensichtlich schon die Menschen vor Tausenden von Jahren zu kämpfen. Irgendwie verrückt, aber irgendwie auch beruhigend, oder?

Auch meine Gedankenkämpfe kann ich unter dem geistlichen Aspekt besser einordnen. Ich weiß, dass es nicht meine bösen Gedanken sind, die sich Jenifer Girke selbst einpflanzt, sondern dass unser Wesen andauernd Kämpfen und schädlichen Einflüssen ausgesetzt ist, die wir nicht (be)greifen können. Nenne es nun Satan, Dämon, das Böse oder schlechtes Karma. Wir setzen uns durch Verhaltensweisen oder Praktiken immer wieder bestimmten Energien aus und nicht alle davon nehmen wir bewusst wahr. Es gibt in der geistlich-spirituellen Welt Energien, die nicht immer Gutes im Sinn haben und die wir nicht in der Hand haben. Die ich nicht in der Hand habe, auch wenn ich sie leider zu oft im Kopf habe, in Form von Zwängen, Schuldgefühlen oder schadhaften Gedanken.

Sich in so einer Situation nicht nur auf sich selbst stützen zu müssen, sondern an eine Kraft zu glauben, die stärker als diese „Monster" ist, hilft mir durch so manchen Gedankenstrudel hindurch und rettet mich vor Selbstvorwürfen. Für mich funktioniert Heilung und Selbstfindung nicht mehr ohne einen Gott.

Einen Gott, der mir mein Ich tief ins Herz gepflanzt hat und sich freut, wenn ich es Stück für Stück erkenne. Ein Gott, der es durch und durch gut mit mir meint und seine Meinung nicht ändert, auch wenn ich meine Meinung über mich und andere ständig ändere, so wie auch die Meinung der anderen immer wieder wechselt. Ein Gott, vor dem ich nichts verbergen muss, weil er mich kennt und jeden noch so dämlichen Fehltritt in seine Liebe hüllt. Ein Gott, der so viel durchgemacht hat, dass es ihm leichtfällt, meine Baustellen zu verstehen und jede davon in ein wunderschönes Kunstwerk zu verwandeln. Ein Gott, der nicht wartet, bis ich gesund werde, sondern der mir jeden Tag zeigt, wie gesund ich schon bin. Ein Gott, für den ich mich nicht herausputzen muss, um ihm zu beweisen, dass ich auch schön sein kann, sondern der mir meine Schönheit jeden Tag aufs Neue vor Augen führen möchte. Ein Gott, der nicht in Erwartungen lebt, sondern in bedingungsloser Liebe. Ein Gott, dessen Liebe nicht mit jedem Gramm zunimmt, sondern der mich jeden Tag gleich liebt, egal wie viel ich wiege, wie viel Geld ich habe oder wie viele Pickel im Gesicht. Ein Gott, der dieser Vater und diese Mutter sein möchte, die wir oft nicht hatten und der besser als kein anderer unsere Wunden heilen möchte – innerlich und äußerlich.

Als ich in Vietnam an diesem Buch schrieb und mich innerlich nach ein paar ermutigenden, inspirierenden Worten sehnte, öffnete ich in meinem Webbrowser ein Tab von dem Podcast der Kirchengemeinde „Equippers" in Berlin. Meine Freundin Katharina geht dort regelmäßig hin und ich begleite sie ab und zu. Vor allem der Pastor, Jürgen Eisen, hat ein großes Talent darin, ernsthafte Themen in einer verständlichen Art und Weise zu vermitteln, sodass ich mich danach irgendwie „aufgefüllt" und motiviert fühle. Er schilderte in einer Predigt, was sich für ihn geändert hatte, als er sich für ein Leben mit Gott entschied. Seine Beschreibung fasst gut zusammen, was auch ich mit diesem Schritt verbinde, beziehungsweise worin der tatsächliche „Mehrwert" des Glaubens im Vergleich zu Achtsamkeit und anderen Lebensausrichtungen besteht: „Von diesem Tag an wurde alles anders. Die Probleme waren nicht weniger, die Herausforderungen waren nicht weniger, vielleicht sogar mehr – das Leben wurde nicht leichter dadurch, dass ich Christ wurde, aber es war jemand an meiner Seite. Da war jemand, der mich nie losgelassen hat, da war jemand, mit dem ich allezeit reden konnte, da war jemand, der mir Kraft geschenkt hat, der mir Durchhaltevermögen geschenkt hat, der mir Hoffnung gegeben hat, der mir eine Perspektive gegeben hat."

Meine Begeisterung für Achtsamkeit steht nicht im Widerspruch zu diesem Glauben, genauso wenig meine Leidenschaft für Tanz, meine Yogastunden oder andere Therapiebausteine. Ich gebe jede Idee, die ich habe, im Gebet ab und erzähle Gott davon. Alles, was mir guttut, gefällt auch ihm. Alles, was seinen Wunsch fördert, mich zu einem zufriedenen Herzen zu führen, findet er klasse – und wenn das der herabschauende Hund, eine Gehmeditation am Strand und weise Sprüche an meiner Wand sind, dann bestärkt er mich darin. Gott ist wie ein Vater, der seiner Tochter dabei zusieht, wie sie das Leben entdeckt – ihre Hobbys, neue Freunde, Lieblingsessen oder ihren Kleidungsstil. Doch bevor all diese Dinge Zugang zu ihrem Herzen bekommen, legt er das Fundament mit seiner Liebe.

Sobald sie weiß, dass sie geliebt wird, dass sie angenommen ist und nichts tun kann, was dieses Selbstverständnis ändert, kann sie sich anderen Dingen und Entdeckungen widmen. Denn sie weiß: Wenn etwas nicht klappt, die Meditation blöd ist, sie immer wieder bei der Baum-Position umfällt und selbst die Sätze von Jörges aus der Klinik nicht mehr helfen, sich zu konzentrieren, dann kann sie zu diesem Fundament, dieser Basis zurückkommen, dieser Liebe, die sich nicht so sehr für Hunde, Bäume oder Atemtechniken interessiert, sondern für ihr Herz. Wie der Vater, dem es egal ist, ob seine Tochter nun zur Klassensprecherin gewählt wurde, der süßeste Junge der Schule in sie verknallt ist oder auf der Mathearbeit nur eine vier minus steht – sie kann immer zu ihm kommen und weiß, dass er sie immer noch genauso liebt.

Vielleicht war dieses Kapitel für dich überraschend oder auch herausfordernd. Für mich war es auf jeden Fall beides. Genauso war es aber auch eines der Kapitel, die ich am allerliebsten geschrieben habe. Nicht alle Menschen haben das Bedürfnis, noch etwas mehr zu brauchen, diesen entscheidenden Unterschied, der aus

Fragezeichen endlich Punkte macht, der verstehen lässt und nicht noch mehr Unklarheiten aufwirft, der dich ankommen lässt, weil du bisher noch nicht ankommen konntest. In meiner Geschichte ist Gott und mein Glaube dieses fehlende Puzzleteil. Was dein Puzzleteil ist oder ob dein Puzzle schon komplett ist, weißt nur du selbst und um es herauszufinden, darf jeder auf seine eigene Entdeckungsreise gehen. Bon Voyage! ;)

DAS SAHNEHÄUBCHEN
ZUM SCHLUSS

Am Ende ist doch eh alles egal.

J.G.

Nein, es ist natürlich nicht alles egal. Im Gegenteil: Wenn etwas wichtig ist, ist alles wichtig. Wenn etwas eine Rolle spielt, spielt alles eine Rolle. Und das tun wir ja so gerne (deswegen heißt dieses Buch auch so): Rollen spielen, in eine Rolle schlüpfen, uns eine Rolle zuweisen lassen und vor lauter Theater nicht mehr wissen, wo wir eigentlich abseits der Bühnen und Scheinwerfer hingehören. An diesem Punkt spielen wir dann absolut keine Rolle mehr in unserem Leben, in dem Sinne, dass wir unwichtig geworden sind, unsere Bedürfnisse gleichgültig. Wünsche werden übersehen und mit gesellschaftlichen Anforderungen ersetzt. Dieses Doppelcharakter-Rollenspiel, unser Hin-und-Her-Wandeln in Parallelwelten stülpen wir uns selbst über, denn wir ganz alleine entscheiden uns dafür, diesen nicht zu gewinnenden Marathon mitzulaufen, aber merken nicht, dass die Strecke kreisförmig ist und wir nie am Ziel ankommen.

Es ist also höchste Zeit, stehen zu bleiben und aus dem Kreis herauszutreten, das Trikot, die Masken, abzulegen und den einen Weg zu finden, der nur dir gehört, also auch nur von dir beschritten werden kann. Selbst wenn du diesen Weg alleine gehen musst, bist du nie alleine und zum Schluss dieses Buches gebe ich dir ein paar Gedanken und Ideen mit auf den Weg, die du dir jedes Mal

durchlesen kannst, wenn die anderen Läufer schnippisch zu dir
rüberschreien, sich über dich lustig machen oder dich zurück in
den Kreis-Lauf ködern wollen.

NICHT DAS WAS, SONDERN DAS WIE UND
DAS WARUM SIND ENTSCHEIDEND

Den Spruch „Am Ende ist doch eh alles egal" habe ich nicht ausge-
wählt, weil mir nichts Besseres eingefallen ist, sondern weil er iro-
nischerweise ein Fünkchen Wahrheit in sich trägt. Ein Kapitel zuvor stand als Einleitung: „Deine Tür knarrt. Was tust du? Ölst du
sie, damit sie wieder geschmeidig ins Schloss fällt oder ärgerst du
dich solange, bis du einfach aufhörst, sie zu öffnen?" In vielen Momenten des Lebens gibt es unzählige Möglichkeiten, wie wir darauf
reagieren können. Ob wir uns nun dazu entscheiden, die Tür zu re-
parieren oder nicht, ist aber gar nicht so wichtig wie die Motivation,
die dahinter steckt. Denn jede Entscheidung, die wir treffen, können wir unserem Wohl oder unserem Unwohl widmen. Solange wir
aber unser Wohl im Sinn haben und wissen, was uns guttut, ist es
absolut nicht wichtig, wofür wir uns entscheiden und noch viel un-
wichtiger wird es, was die anderen mit ihren Türen machen.

> Du kannst die Tür einfach nicht mehr aufmachen: Cool, wer
weiß, welche neue Tür du dann entdecken wirst. Vielleicht hast du
einfach keine Lust mehr auf alte Wege und bist neugierig, wo man
noch so langlaufen kann.

> Du kannst die Tür ölen: Etwas zu reparieren und danach zufrie-
den auf das Ergebnis zu blicken, macht dich total glücklich. Vor
allem, weil du echt gerne durch diese Tür läufst und sie nicht aufgeben willst.

> Du nimmst das Knarren einfach hin und störst dich nicht daran: Hätte dich dein Nachbar nicht darauf aufmerksam gemacht, dass deine Tür knarrt, hättest du es gar nicht mitbekommen. Du siehst darin überhaupt nichts, was du ändern müsstest. Deine Tür knarrt – das ist halt so.

> Du vernimmst das Knarren, änderst aber nichts: Du lässt die Tür fröhlich knarren und beginnst jedes Mal, wenn du hindurchgehst, eine Melodie zu dem Knarren zu trällern. Plötzlich erwischst du dich dabei, dass du sie extra auf- und zumachst, weil dir das Mitsummen so gut gefällt.

Diese Beispiele zeigen: Solange du dich gut mit deiner Entscheidung fühlst und nicht mit dem Kopf gegen die Tür knallst, ist alles ok, ganz gleich, wofür du dich auch entscheidest. Andere könnten das Knarren vielleicht nicht ein einziges Mal aushalten oder würden die gesamte Tür rausreißen, aber was andere empfinden, muss ja nicht für dich gelten. Wenn du also das nächste Mal vor so einer Entscheidung mit gefühlt Tausenden Auswahlmöglichkeiten stehst, denk an die Tür und daran, dass es kein Richtig und Falsch gibt, dir niemand eine perfekte Lösung auf dem Silberteller präsentiert, sondern du einfach aus deinem Empfinden heraus entscheiden darfst.

DAS LEBEN IST KEINE EINBAHNSTRAßE

Angenommen, du hättest dich für das Ölen entschieden. Aber nach dem zehnten Mal schmieren knarrt die Tür immer noch. Wirst du jetzt dein Leben lang diese Tür ölen, dir jedes Mal dabei sagen, dass es eh nichts bringt und dich dafür verurteilen, die falsche Entscheidung getroffen zu haben? Kannst du machen, klingt aber nicht so spitze. Einfacher wäre: Wenn du dem Öl und der Tür genügend Chancen gegeben hast zusammenzuarbeiten, aber sie sich partout nicht aufeinander einlassen wollen, schlägst du einen anderen Weg ein. Ohne dich dafür rechtfertigen oder erklären zu müssen. Am nächsten Tag tauschst du die Tür einfach aus oder gehst einen anderen Weg. Einzusehen, dass eine Entscheidung im Nachhinein nicht die war, die dich weiterbringt, ist der erste Schritt, um weiterzukommen. Dich nicht dafür zu verurteilen, ist der zweite Schritt. Eine andere Entscheidung zu treffen und sie mit derselben Gelassenheit und Offenheit zu treffen, ist der dritte Schritt. Und so gehst du Schritt für Schritt durchs Leben – immer vorwärts, mit der Bereitschaft zu scheitern und dadurch manchmal weiter zu kommen als du ohne den einen oder anderen „Fehltritt" (den es dann ja eh nicht gibt) gekommen wärst. Und wenn du mal eine Pause brauchst, dann bleib einfach stehen und halte inne.

Und vor allem: Nimm Umwege dankend an. Es ist, als ob man sich beim Spaziergehen verläuft – plötzlich landet man auf einer bunten Blumenwiese oder entdeckt einen kleinen Wasserfall. Man gewinnt ganz neue Eindrücke und sammelt wertvolle Erfahrungen. Das geht auch ganz konkret im Alltag: Du wolltest gerade in der Mittagspause von deinem Lieblingslokal zurück zum Büro laufen, aber auf einmal fängt es an, in Strömen zu regnen. Bei der Entscheidung, mit deiner weißen Bluse durch strömenden Wasserguss zu laufen und garantiert alle (männlichen) Blicke auf dich zu ziehen oder im Lokal zu bleiben und den Schauer abzuwarten, fällt die Wahl auf Letzteres. Auf einmal ergibt sich ein Gespräch mit einem Menschen, der dir sonst nie begegnet wäre. Vielleicht ist es der gut aussehende junge Mann, der am Nebentisch sitzt und dich nach zehn Minuten auf ein Feierabend-Getränk einlädt oder eine andere Frau, die ebenfalls mit weißer Bluse dasteht und dir ein verständnisvolles „Geht-Mir-Genauso-Lächeln" zuwirft – sie wird deine zukünftige Mittagspausenfreundin und eine enge Vertraute.

Wenn du aber mit verschränkten Armen vor dich hin fluchst und dich bei Petrus über das schlechte Wetter beklagst, vergeht die Zeit nicht schneller, der Regen wird nicht trockener, aber deine Laune schlechter. Umwege freundlich anzunehmen kann darüber entscheiden, ob du am Ende des Tages sagst: „Boah ey, heute war so ein Tag, an dem einfach alles schiefgelaufen ist!" oder „Du glaubst gar nicht, was ich heute erlebt habe – ich hatte so eine schöne Begegnung! Das war überhaupt nicht geplant, aber das tat mir richtig gut!" Gelassenheit kann dir also ganz einfach glückliche Momente schenken – ist einen Versuch wert, oder? Dann leg schon mal deine weiße Bluse raus.

WAS KANN SCHON PASSIEREN?

Viele von uns wägen unzählige Male ab, bevor sie sich für einen Weg entscheiden. Sie versuchen, alle Eventualitäten zu untersuchen, schreiben sehr lange Pro-und-Kontra-Listen und brauchen einfach eine (wenn auch eingebildete) Sicherheit, dass sie alles getan haben, um die bestmögliche Entscheidung zu treffen. Manchmal entscheiden wir auch etwas wirklich Bedeutsames und haben sehr viel Angst davor: ein Haus bauen, einen Job in einer anderen Stadt annehmen, das Abenteuer Beziehung wagen, Eltern werden, Heirat oder auch das Loslassen von negativen Verhaltensweisen. Auch in meinem Prozess gibt es immer wieder solche Phasen – ganz intensiv spüre ich das bei der Entscheidung zuzunehmen und mehr zu essen: Was würde denn nun alles passieren? Werde ich kugelrund? Mag mich dann niemand mehr? Oder beim Thema Partnerschaft: Was ist, wenn er mich in einem Jahr wieder verlässt? Oder wenn ich im Alltag erkenne, dass es fürchterlich ist, mit ihm zusammenzuwohnen? Was passiert, wenn er merkt, dass ich manchmal schnarche? Wird sie wegrennen, wenn sie meine Eltern kennenlernt?

Kommen diese Gedankenstrudel über mögliche Folgen auf, frage ich mich ganz banal: Was ist das Allerschlimmste, was passieren kann? Ist das wirklich etwas Lebensbedrohliches? Und dann frage ich mich: Mit all deinem Wissen und deinem Verstand, wie realistisch ist das tatsächlich? Schnell wird man merken, dass man sich Gespenster einredet und die allerschlimmsten Folgen oft nicht so schlimm sind und noch öfter sehr unrealistisch. Bei finanziellen Risiken muss man natürlich kalkulieren, aber auch hier sollte nicht die Angst vor (zu handhabenden) Eventualitäten über dem Mut stehen es zu wagen, wenn es sich richtig anfühlt. Manchmal hilft es auch, diese Ängste aufzuschreiben und sie sich durchzulesen. Wenn etwas auf Papier steht, verliert es seine Dramatik und kann nicht durch gedankliche Ausschmückungen multipliziert werden. Wenn einfach nur noch vor dir steht: „Sie wird mich verlassen, weil meine Füße stinken", darfst du dir erlauben zu lachen, sehr laut und herzlich – und dann wirfst du deine Ängste über das Gehirnbord und machst ihr endlich diesen Heiratsantrag!

NIMM DICH NICHT SO ERNST!

Lachen ist ein sehr gutes Stichwort. Wir sollten uns nicht immer so ernst nehmen und uns bei dem ganzen Hin-und-Her-Denken, Überdenken, Nachdenken, Vordenken, Zurückdenken, Hochdenken, Geradeausdenken, Schiefdenken, Querdenken, Runterdenken, Im-Kreis-Denken erlauben zu sagen: So, das reicht jetzt mal. Wir zerbrechen uns so oft den Kopf über viel zu viele Dinge, dass unser armes Gehirn und all seine Synapsen in ihren Einzelteilen zerstreut vor uns liegen und rufen: „Wir brauchen echt mal eine

Pause und müssen uns wieder sammeln." Dann lass sie da liegen und mache etwas, was dich ablenkt. Geh tanzen, mach Party, dreh ein Lied laut auf und hüpfe durch die Wohnung, stell den Gartenschlauch auf Turbo und renn durch deinen eigenen Springbrunnen, zieh dir ein verrücktes Outfit an, lade ein paar Mädels ein und spielt Shopping Queen, backe einen Kuchen und esse das erste Stück davon, gleich nachdem es warm aus dem Ofen kommt, ruf deine Oma an (Omas sind toll!) – tue etwas anderes außer nur zu denken. Und tue das, was dir ein Schmunzeln aufs Gesicht zaubert.

Auf meiner Reise war das Meer stets mein Ablenkungsmanöver. Immer wenn ich zu viel vom Schreiben und Recherchieren und Buchmachen und Nachsinnen und Anzweifeln hatte, bin ich ins Meer gesprungen, Kopf unter Wasser und einfach abtauchen. In dem Moment, in dem ich wieder an die Wasseroberfläche kam, fühlte sich alles ein wenig einfacher und weiter weg an. Deine Sorgen bleiben, keine Angst, du kannst dich jederzeit wieder mit ihnen beschäftigen und das solltest du auch in einer konstruktiven Art und Weise tun, aber wenn aus dem Konstruktiven ein auf der Stelle tretendes Destruktives wird, dann wird die Problemlösung zur Problembeschaffung, und das macht nun wirklich keinen Sinn mehr.

Vor Kurzem habe ich eine Stunde Lachyoga mitgemacht – wir haben imitiert, wie Affen, Kinder, Hexen, Schweine, Babys, alte Opas, Touristen mit Selfiesticks, Hühner, dicke Männer und raffinierte Genies lachen. Zuerst habe ich mich echt bescheuert gefühlt, aber als jeder mitgemacht hat, hat das plötzlich angefangen, Spaß zu machen. Besonders lustig wurde es, wenn man über die Lache der anderen oder sogar über seine eigene Lache lachen musste.

Das erinnerte mich an meine wundervolle Freundin Larifarimogelzahn, mit der ich damals den Bauchtanzkurs besucht habe.

Wir hatten oft richtige Lachflashs und lagen regelmäßig vor Bauchschmerzen gekrümmt auf dem Boden, uns gegenseitig in schwindelerregende Lachzyklen treibend. Oh Mann, das würde ich echt gerne noch einmal erleben (Nein, das *werde* ich noch einmal erleben. Larifarimogelzahn, mach dich bereit!). In dem Lachyoga-Kurs habe ich in sechzig Minuten so viel gelacht wie in den letzten Monaten nicht und am Ende haben mir sogar meine Wangenmuskeln wehgetan. Ein Zeichen, dass ich sie definitiv zu selten für ein Lachen benutze!

DU DARFST DU BLEIBEN

Fälschlicherweise gehen wir oft davon aus, dass wir eine 180-Grad-Wendung hinlegen müssen, um uns zu ändern und zu dem Menschen zu werden, der ein zufriedenes Leben führt. Es ist natürlich ganz individuell, wie tiefgreifend sich jemand verändern möchte und es auch tut, aber die Angst, ein völlig Fremder zu werden, ist unberechtigt. Schaut man in die Bibel oder auch in Schriften, die auf Prinzipien wie der Achtsamkeit beruhen, geht es vielmehr darum, (endlich) zu dem Menschen zu werden, als der man erschaffen wurde. Wenn man ein Macher ist, dann bleibt man das auch. Aber nicht jeder Macher muss ja ein Burnout erleiden, weil er zu viel gemacht hat. Es geht vielmehr darum, das richtige Maß zu finden und die Eigenschaften, die man hat, zielführend einzusetzen. Dabei gibt es keine schlechten Eigenschaften – es ist wie mit der Tür-Lösung, denn entscheidend ist nicht, was es ist, sondern was man damit macht und wie man damit umgeht.

Ich bin auch so eine Macherin (hab ich auch von meiner Mutter geerbt, genauso wie große Hände und große Füße, aber dafür liebe ich sie), und die bin ich auch noch nach Jahren der Therapie, in der ich unter anderem an meinem übertriebenen Aktivitätslevel arbeite. Ich will nach wie vor alle E-Mails beantworten, die ich bekomme, auch wenn es viel zu viele für nur einen Tag (oder eine Woche) sind und ich denke oft, dass ich alles sofort erledigen muss. Aber durch Verhaltenstraining, allen voran die Achtsamkeit, hat sich mein Umgang damit geändert. Jetzt drücke ich nicht automatisch auf „Antworten", sondern gebe mir Zeit, um über den erhaltenen und zu schreibenden Inhalt nachzudenken oder um andere Dinge, die Priorität haben, vorzuziehen und diese Angelegenheit auf den nächstmöglichen Bearbeitungszeitpunkt zu verschieben – wann auch immer der sein mag.

Ebenso hat sich meine Schreibweise und Wortwahl geändert. Es lohnt sich, eine E-Mail mit einem freundlichen „Hallo, schön von Ihnen zu lesen! Wie geht es Ihnen? Wie war das Wochenende? Auch so regnerisch wie hier?" zu beginnen. Diese kurzen Sätze kosten nun wirklich nicht viel Zeit, aber sie geben dem Gegenüber eine positive Grundstimmung, noch bevor er die eigentliche Nachricht liest. Das ist strategisch sehr clever (ähnlich clever wie das kleine Mädchen, das seinem Papa zuerst vorschwärmt, wie lieb sie ihn hat bevor sie fragt, ob sie ein Eis haben darf) und zeugt einfach von Anteilnahme und Respekt. Es verdeutlicht, dass man den Adressaten nicht nur als Informationsaustauschpartner sieht, sondern als Mitmensch mit Gefühlen und Erlebnissen, mit einem Privatleben und dem Recht, dieses ebenso auszuleben wie das Berufliche. Auch wenn sich daraus in den meisten Fällen keine tiefe Verbundenheit entwickelt, schafft es einen sanfteren, empathischen Grundton, der über das rein geschäftlich Funktionierende hinausgeht. Und schon habe ich den ersten kleinen Unterschied in dieser Welt erzielt, mich und meine Mitmenschen nicht wie Leistungsmaschinen zu behandeln – ganz ohne Verlust. So einfach kann es manchmal sein!

Was sich in diesem Zusammenhang zudem stark bei mir verändert hat, ist der Umgang mit den Reaktionen der anderen. Sende ich Signale aus, erwarte ich auch etwas Bestimmtes zurück. Wenn ich also so eine liebe E-Mail verfasse, dann aber keine oder nur eine schnippische Antwort bekomme, bin ich schnell verleitet zu denken: „Ey du Idiot, ich frage dich nie wieder, wie es dir geht. Meine nächste E-Mail wird genauso fies wie alle, die du mir immer schickst. Ätschbätsch." Davon hätte ich aber nichts, außer einem Grund, mich aufzuregen und einem Schwall negativer Gefühle in mir.

Das heißt, ich möchte meine Kommunikation ganz unabhängig von der Reaktion anderer aufstellen. Ich bin nett, weil ich nett sein möchte und nicht, weil ich damit rechne, dass mir dann die ganze Welt zu Füßen liegt. In dem E-Mail-Beispiel bedeutet das, dass ich weiterhin daran festhalte, einen höflichen Textrahmen zu spannen und darauf vertraue, dass es bei dem anderen schon irgendwie richtig ankommt. Doch der Wert meiner Worte nimmt nicht dadurch ab, dass ihn andere nicht erkennen. Du selbst musst den Wert deiner Taten sehen, alles andere ist zweitrangig.

Also: Bist du ein Stehaufmännchen, bleibst du ein Stehaufmännchen. Bist du ein ruhiger Fels in der Brandung, dann bleibst du das auch. Dein Charakter ist Teil deiner Genetik, deiner tiefsitzenden Identität – und das ist wunderbar. Doch dort, wo deine Eigenschaften zu Extremen werden, hast du die Chance, ihre negativen Auswüchse einzudämmen und ihnen einen neuen, positiven Sinn zu geben. Dabei entwickelst du ganz neue Verhaltensmuster, zu denen du auch im äußeren Kontakt mutig und stolz stehen darfst, unabhängig davon, wie andere reagieren.

Du würdest doch niemals auf die Idee kommen, verschimmeltes Brot zu essen, oder? Außer vielleicht der Schimmel ist nicht im Brot, sondern darauf und zwar in Form eines deliziösen Blauschimmelkäses aus der französischen Normandie. Verdorbene Lebensmittel tun dir nicht gut, sie verursachen Bauchschmerzen und schmecken ekelhaft. Wenn wir unserem Körper nichts Schlechtes geben würden, wieso sollten wir dann unserer Seele so etwas antun? Schließlich gehören die beiden zusammen, das eine geht nicht ohne das andere. Verdorbenes Essen für die Seele, das ist all das, was dich davon abbringt, du selbst sein zu dürfen.

Leider wird uns vieles davon einfach eingetrichtert, wie durch eine Magensonde, in Form von Werbung, Plakaten, Push-Nachrichten auf dem Smartphone: „Hast du schon diesen neuen Trend gesehen?" – Klatsch und Tratsch, einfach jedes Mal, wenn wir die Augen aufmachen und drei Schritte in eine beliebige Richtung dackeln. Doch dann gibt es auch immer wieder die Möglichkeit, sich bewusst dagegen zu entscheiden. Mit wem unterhältst du dich in der Mittagspause? Welche Zeitschrift liest du? Muss es wirklich wieder die mit „Die 100 So-werde-ich-garantiert-schlank-Tipps" sein? Willst du dir wirklich alle 2.673 neuen Instagram-Posts all der Kanäle anschauen, die du abonniert hast, und dem schimmernden Leben und Treiben der anderen all deine Zeit und Aufmerksamkeit schenken, anstatt mehr Zeit mit dir selbst und deinem Leben zu verbringen? Willst du dir am Ende eines harten Tages wirklich noch die aktuellen YouTube-Newcomer in Sachen Beauty und Fitness reinziehen, die dir vor ihrer Fischauge-Webcam zeigen, wie du in nur fünf Schritten noch besser und schöner wirst? Oder magst du nicht doch lieber weiter in deinem Roman lesen und eine Tasse heiße Schokolade dazu trinken, einfach so, in deiner Lieblings-Jogginghose oder noch besser im Schlafanzug?

Schließt du dich der Mehrheit des Kollegiums an und gehst nach Feierabend mit ihnen viel zu viel Wein trinken und hörst zu, wie über die kleine Praktikantin abgelästert wird oder machst du einfach dein eigenes Ding, weil es dir völlig egal ist, wer was über wen denkt?

Auch wenn es uns die nach Konsum schreienden Straßen, die großen „Photoshop-So-Sollte-Dein-Körper-Aussehen-Bilder" und letztendlich all die verunsicherten Menschen in unserem Umfeld, die in ihrer Verzweiflung Timeline-Märchenwelten aufbauen, nicht einfach machen, all diesen Einflüssen den Rücken zuzukehren, lohnt es sich sehr, die Inhalte, die wir konsumieren, zuerst zu filtern, bevor wir uns ihnen hingeben und sie an uns heranlassen.

Schenkst du all diesen Reizen deine Aufmerksamkeit und fütterst dein Bewusstsein nur noch damit, dann siehst du bald aus wie ein Blauschimmelkäse, aber das meine ich leider nicht als Kompliment. Denn es verdirbt deine gesunde Wahrnehmung von dir selbst, es bringt dich automatisch in einen Strudel aus Vergleichen, Bewerten und Verurteilen und damit verzerrt es auch deinen Blick auf andere.

Die Botschaft dieser Einflüsse ist eine ganz konkrete: So wie du bist, bist du nicht gut genug. (Deswegen brauchst du unbedingt dieses neue Produkt, diese Mitgliedschaftskarte, diesen Job, dieses Outfit, diesen Körper, diese Freunde, so viel Geld …) Lass dich bitte nicht auf so eine billige Masche ein – sich selbst gering schätzen, damit andere ihren Profitwahn ausleben können?

Nein, das macht keinen Sinn. Umgib dich mit Menschen, die es gut mit sich selbst meinen, denn dann meinen sie es auch gut mit dir; verweile an Orten und widme dich Aktivitäten (die drei Ws), die wie ein frisch gebackenes Landbrot mit Butter und Honig deine Seele auf wohltuende Art verwöhnen. Winnie Puuh der Bär würde sagen: „Oh ja!"

Ich habe schon einiges zu diesem Thema geschrieben, aber eines ist mir an dieser Stelle noch einmal wichtig zu betonen: Kommunikation ist wirklich eine Kunst und nie einfach. Einfache Kommunikation ist sogar die allerschwierigste. Überall verstecken sich Missverständnisse und Fehl- oder Überinterpretationen. Doch es gibt eine Regel, die wir uns alle zu Herzen nehmen können: Achte auf deine Wortwahl. Es kostet dich nicht mehr Zeit oder Energie, ein nettes Wort anstatt eines nicht netten Wortes zu wählen, aber es macht auf der Seite deines Gegenübers (und in der Beschaffenheit deines Herzens!) einen entscheidenden Unterschied. Immer wieder wählen wir Worte, von denen wir ganz genau wissen, dass sie verletzend wirken.

Ob das nun unser Ego, ein Machtspiel oder ein unausgesprochener Konflikt ist – langfristig gesehen wird das auch unser eigenes seelisches Befinden und unsere Beziehungen verderben. Wer unterhält sich denn schon gerne mit jemandem, wenn er sich nach diesen Gesprächen immer schlechter fühlt als davor? Beginne deine Konversationen mit einem Lächeln, einer non-verbalen, entgegenkommenden Geste oder mit einer Interesse zeigenden Frage (ähnlich wie bei dem E-Mail-Beispiel). Sei dir bewusst, welche Schwachstellen dein Gesprächspartner hat und versuche, diese Punkte vorsichtig zu behandeln, ohne ihn zu verletzten. Macht deine Freundin zum Beispiel gerade eine Diät, frag sie nicht „Na, so viel hast du aber noch nicht abgenommen, oder?" oder „Wie läuft es so mit dem Kilopurzeln?", sondern frage sie einfach neutral danach, wie sie mit der Umstellung klarkommt oder ob sie bereits Veränderungen an ihrem Körper entdecken kann oder ob sie überhaupt darüber reden möchte.

Wenn du einen schlechten Tag hast, lass deine Laune nicht an den anderen aus, vor allem, wenn sie absolut nichts dafür können. Das verunsichert und verletzt, außerdem macht es deine Laune nicht besser, sondern brockt dir in den meisten Fällen nur noch ein weiteres Problem ein. Atme tief durch, verkloppe einen Boxsack, sprich ein Gebet und tue etwas, um deine negativen Gefühle vielleicht nicht alle auf einmal auszulöschen, aber um sie außerhalb deiner Kommunikation zu platzieren. Mit anderen Worten: Verbanne die verschimmelten Lebensmittel aus deinem Lebenskühlschrank und den Kommunikationsschubladen.

SEIN PROBLEM, NICHT MEINS!

„Liebe mich dann, wenn ich es am wenigsten verdient habe, denn dann brauche ich es am meisten", sagte einmal die taubblinde Schriftstellerin Helen Keller. Diesen Vorsatz versuche ich, tagtäglich in mein Leben einzubringen, und das ist alles andere als einfach. Es sind scheinbar banale Situationen wie zum Beispiel der griesgrämige Kiosk-Verkäufer, dem ich trotzdem ein Lächeln schenke und einen „wunderschönen Tag" wünsche. Oder solche Fälle wie die Freundin, die mich angelogen hat und nun um einen Gefallen bittet, den ich ihr tue, ohne sie an ihr Fehlverhalten zu erinnern. Oder die Kollegin, die ihre Kantinen-Karte vergessen hat und ich ihr Essen mitbezahle, obwohl ich am Vortag in derselben Situation war und sie mir nicht geholfen hat. Das sind Situationen, in denen wir über unseren meist egoistischen Schatten springen müssen und uns scheinbar für einen anderen erniedrigen, obwohl wir dadurch tatsächlich Stärke beweisen. Denn eines ist sicher: Sich altruistisch zu zeigen und jemandem dann Liebe zu erweisen, wenn alle Fakten dagegen sprechen, erweist viel mehr Mut und Charakter, als das zu tun, was die Mehrheit tun würde – zurückschlagen, heimzahlen, eingeschnappt in der Ecke schmollen.

Doch es gibt eine Grenze, und diese Grenze heißt Selbstschutz. In einem Achtsamkeitsworkshop, den ich in Vietnam besucht habe, fragte ein Teilnehmer, was er denn mit diesem einen Geschäfts-partner tun solle, der ihn jedes Mal ohne ersichtlichen Grund in einer pampigen, unfreundlichen Art angreife, sodass er regelrecht an der Zusammenarbeit, allen voran an der Qualität seiner eigenen Arbeit zweifele. Meine Antwort war: Hör nicht auf, ihm zu zeigen, dass es auch anders geht. Bleibe bei deiner Art der Kommunika-tion, die eben nicht pampig und unfreundlich ist. Lass dich nicht dazu verleiten, weniger wertschätzend ihm gegenüber zu sein, nur weil er es nicht versteht, dir den nötigen Respekt zu zeigen. Denn: Das ist sein Problem – und nicht deins.

Und genau das ist der springende Punkt: Es ist sein Problem – und nicht deins. Noch einmal: Es ist sein Problem – und nicht deins! Das vergessen wir sehr, sehr schnell, denn wir beziehen jede Fehl-kommunikation und jegliche negative Schwingung auf uns selbst und fragen uns sofort, ob wir etwas falsch gemacht haben. Hier kommt die Überraschung: Nein, du bist nicht das Problem. Nein, du hast nicht alles falsch gemacht. Nein, du bist nicht der Grund allen Übels. Es sind vielmehr nicht sichtbare Gründe, die die Kom-munikation zwischen zwei Menschen erschweren, besonders im beruflichen Umfeld. Vielleicht ist er mit dem falschen Fuß auf-gestanden oder hat gerade einen Großkunden verloren oder er hatte Stress mit seiner Geliebten oder ist einfach ein riesengroßer Macho. All das hat nichts mit dir zu tun, es wird nur Teil deiner Realität, weil dein Gegenüber (das natürlich auch weiblich sein kann) das eine nicht von dem anderen unterscheiden kann. Aber du kannst es unterscheiden. Also schütze dich vor Einflüssen, die überhaupt nicht das Recht haben, dich zu beeinflussen. Kommst du wieder in so eine Situation, sage dir einfach: Sein Problem, nicht meins.

VERSUCH DOCH MAL SLOW MOTION STATT HIGHSPEED

Ich habe die Leiterin des Workshops nach ihrer Definition von Achtsamkeit gefragt und wie es ihr Leben beeinflusst hat: „Achtsamkeit bedeutet, in dem gegenwärtigen Moment seine Aufmerksamkeit auf eine bestimmte Sache zu richten." Das habe sie früher nie so gemacht, ganz im Gegenteil: Je mehr parallel zu erledigen war, desto besser. „Ich habe angefangen, meinen Lebensstil zu hinterfragen: Ich war sehr getrieben, immer multi-tasking, habe stets eine To-do-Liste abgearbeitet, nur ganz wenig Geduld gehabt und war sehr leicht reizbar. Durch Achtsamkeit wurde ich mir all dieser Dinge bewusst und sobald ich sie mir bewusst machen konnte, konnte ich auch anfangen, Schritt für Schritt zu entschleunigen. Und in dieser Entschleunigung habe ich all die ‚Wunder des Lebens' erkennen können – die Bäume, die Luft, das Essen auf meinem Teller, die Menschen um mich herum."

Achtsamkeit habe ihr gezeigt, was es bedeutet, das Leben zu leben. Das höre ich oft von Menschen, die Achtsamkeit für sich entdeckt haben und das deckt sich auch mit meinen Erfahrungen. Ebenso mit meinen Erfahrungen des Bibellesens und Gott-Kennenlernens, denn auch auf diesem Weg treffe ich immer wieder auf Leitlinien, die mir mein Umfeld auf ganz neue Art und Weise bewusst machen, die den Genuss und das Miteinander in den Vordergrund rücken. Letztendlich sind all diese wunderschönen Dinge im Leben liebevoll ausgesuchte und sorgfältig kreierte

Geschenke – das Meer, der Sand, die Hügel, Lebensmittel, Umarmungen, Blumen, Lächeln, Sonne –, wir können davon nichts produzieren, sondern nur annehmen und miteinander teilen. Und wenn all das zu Gottes Schöpfung gehört, macht es ja Sinn, dass sein erster Wunsch darin besteht, dass wir seine Geschenke annehmen und nicht einfach vorbeihasten, schnell noch rüberrufend: „Sorry, kann gerade nicht, habe gleich einen Business-Call, aber der Regenbogen ist echt süß, passt gut zu meinem Outfit, schau ich mir später vielleicht an." Später wird davon leider nichts mehr zu sehen sein. Denn später ist dieser eine besondere Moment vorbei.

Abgesehen davon hätte man später wahrscheinlich wieder keine Zeit, weil dann das Geschäftsessen wartet, das man genauso wenig wahrnimmt – man schmeckt nicht, man schiebt sich einfach Löffel für Löffel in den Mund, aus dem zwischendurch schlaue Worte sprudeln, die man sich kurz vorher im Taxi noch schnell ausgedacht hat, anstatt den Taxifahrer zu fragen, wie es ihm geht.

Das Leben zu leben heißt, nicht ständig an diesem Leben vorbeizulaufen, weil wir keine Zeit haben, es wahrzunehmen und wertzuschätzen – ob es die schöne Blumenwiese ist, an der wir jeden Morgen vorbeifahren oder die nette Frau, bei der wir seit drei Jahren jeden Mittag unseren Latte Macchiato bestellen und nicht einmal ihren Namen wissen. Die Achtsamkeits-Lehrerin erzählte mir von einem tollen Ritual: „Heute frage ich mich oft: ,Habe ich gerade Liebe, Frieden und Freude verbreitet?', egal ob ich eine E-Mail schreibe, einen Text abschicke oder etwas auf Facebook poste. Ich verinnerliche diese drei Dinge zuerst in mir und dann kann ich sie auch im Außen verbreiten." Das ist mal eine gute Idee – und ein Vorhaben, das jeder von uns ganz einfach umsetzen könnte und das die Welt wieder ein Stückchen friedlicher machen würde. Wieder ein paar Hamsterräder weniger. Die Entscheidung liegt ganz allein bei uns selbst.

Zu atmen ist überlebenswichtig. Schade, dass wir es zu oft vergessen oder nur halbherzig machen, geschweige denn wertschätzen. Zu atmen ist eine sehr besondere Körpererfahrung, die uns an etwas ganz Entscheidendes erinnert: Ich lebe. Oder besser gesagt: Ich lebe noch. Denn egal, was auch passiert, so blöd das letzte Vorstellungsgespräch auch lief, so heftig ich mich auch gerade mit meinem Partner gestritten habe, so unwohl ich mich in diesem Moment fühlen mag – das Leben geht weiter und ich atme weiter. Ein und aus und ein und aus. Der Atem hat eine banale, aber sehr heilende Eigenschaft: Er ist real, ganz im Gegensatz zu vielem anderen, mit dem wir uns beschäftigen (müssen). Unsere Gedanken sind nur Gedanken, unsere Gefühle nichts als Gefühle – beides ist nicht die Realität. Wir wissen ja: Nur weil ich denke, ich bin eine Versagerin, bin ich noch lange keine Versagerin. Ich empfinde zwar Angst, aber ich bin nicht meine Angst. Mein Atem aber ist tatsächlich da, er existiert und erinnert mich an das, was Wirklichkeit ist. Du denkst, du fühlst, du hinterfragst und zweifelst an – aber dein Atem bleibt. Du kannst ihn spüren, hören, mit genügend Knoblauch auch riechen oder schmecken. Er bleibt eine Konstante und bringt dich zurück ins Hier und Jetzt. Der Atem lebt nicht in der Vergangenheit, du atmest auch nicht Luft der Zukunft ein, Atmen funktioniert nur genau jetzt in diesem Augenblick, immer wieder aufs Neue.

Und hier kommt noch ein Vorteil: Atmen ist kostenlos. Ein kostenloses, dauerhaft zur Verfügung stehendes Hilfsmittel. Wieso benutzen wir es nicht (viel öfter)? Vertraue deinem Atem – das bedeutet auch, vertraue dir selbst, denn nur du kannst dieses Atmen immer wiederkehren lassen und deinen Körper, dein Leben damit am Laufen halten. In der nächsten Stresssituation erlaube dir, einen Schritt zurückzutreten, Problem Problem sein zu lassen und dreimal tief ein- und auszuatmen. Verbinde deinen Atem mit positiven Gedanken, formuliere dir kurze Sätze, die du beim Ein- und Ausatmen aufsagst. Denn sonst kann es gut passieren, dass du zwar tief atmest, aber deine Gedanken bei dem Problem kleben bleiben. Atme ein und sage dir „Alles halb so wild", atme aus und flüstere „Ich schaffe das". Oder spreche dir Mut zu: Einatmen „Ich lasse mich nicht unterkriegen", Ausatmen „und bleibe selbstbewusst". Oder beruhige dich mit deinem Atem: Einatmen „Ich bin ganz ruhig", Ausatmen „Es gibt keinen Grund, mich aufzuregen".

Wieso eigentlich warten? Leg das Buch zur Seite, schließe deine Augen und atme zehnmal tief ein und lange aus, atme auf drei ein und auf fünf aus. Tief einatmen – eins, zwei drei – lange ausatmen – eins, zwei, drei, vier, fünf. Das längere Ausatmen kannst du dafür nutzen, um wirklich alles Negative, vielleicht etwas, das dich heute schon geärgert hat oder Probleme, über die du dir bereits lange den Kopf zerbrichst oder Fragen, die du einfach nicht beantworten kannst, ganz und gar bis zum letzten Sauerstofffetzen auszuatmen und abzugeben. Stell dir vor, dass mit jedem Ausatmen, deine Gedankenblasen immer weiter weggepustet werden, sie schweben einfach davon und machen Platz für Neues, für friedliche Ansichten und befreien dich von festgefahrenen Strukturen. Schau den Gedankenblasen vor deinem inneren Auge zu, wie sie immer weiter weg wandern, in Richtung Horizont, bis sie so klein sind, dass du sie nur noch als winzig kleine Punkte wahrnehmen kannst, und schließlich verschwinden sie ganz.

Du kannst deine Gedanken mit deinem Atem auch an Gott abgeben. Mein Atem-Mantra hört sich oft so an: Einatmen „Heiliger Geist", Ausatmen „Heile du meine Gedanken" oder Einatmen „Heiliger Geist", Ausatmen „Sei du mein Lebensatem". Manchmal weiß ich nicht, ob ich gerade Mut, Beruhigung oder Bestätigung brauche und bin einfach so überwältigt und erschöpft von diesen immer wieder auftauchenden Gedankenkreisen, dass der Wunsch, sie einfach weghaben zu wollen, am allergrößten ist. Sie dann an jemanden abgeben zu können, hilft mir, mich selbst zu schützen. Wenn du daran glaubst, dass du diese Kopflast nicht alleine tragen musst, wird sie sofort leichter.

Meine Gedanken abzugeben, in meinem Fall an Gott, bedeutet für mich auch, dass ich nicht ständig darüber reden muss und auch das ist sehr befreiend. Für mich gibt es in meinem Glauben jemanden, der mich durch und durch kennt, dem ich nichts vormachen kann, aber auch nichts erklären muss, weil er sowieso alles weiß, mich versteht und mit all den schrägen Balken im Gehirn liebevoll annimmt. Wenn er das tut, bin ich nicht jedes Mal darauf angewiesen, dass es Menschen im Außen auch tun. Natürlich braucht man Freunde und Gespräche, aber du solltest dich von dem Einfühlungsvermögen anderer nicht abhängig machen, denn das würde ja bedeuten, es kann dir nur so gut gehen, wie dich die anderen verstehen. Wenn da aber jemand ist, von dem du weißt, dass er dich immer und überall versteht und liebt, macht dich das gelassener und freier im Umgang mit deinen Liebsten, auch wenn sie mal kein offenes Ohr für dich haben.

Dein Atem hilft dir, dich daran zu erinnern, dass du nicht alleine und weiterhin am Leben bist – ob du ihn dafür einsetzt, deine innere Mitte wiederzufinden, deine Gedanken zu lockern oder dir der Gegenwart deines Gottes, deines Glaubens, deiner seelischen Kraft, deiner Lebensenergie bewusst zu werden – Atem ist Leben und genau da gehörst du hin.

Freundschaft bedeutet für mich Liebe. Ob in der Freundschaft zu meinem Partner, zu meiner Familie, meinem Umfeld oder zu mir selbst – ohne Liebe wäre Freundschaft keine Freundschaft. Meine Definition von Liebe ist also auch meine Definition von Freundschaft. Es gibt viele Beschreibungen von Liebe, am treffendsten aber finde ich diese hier: „Die Liebe ist geduldig und freundlich. Sie ist nicht neidisch oder überheblich, stolz oder anstößig. Die Liebe ist nicht selbstsüchtig. Sie lässt sich nicht reizen und wenn man ihr Böses tut, trägt sie es nicht nach. Sie freut sich niemals über Ungerechtigkeit, sondern sie freut sich immer an der Wahrheit. Die Liebe erträgt alles, verliert nie den Glauben, bewahrt stets die Hoffnung und bleibt bestehen, was auch geschieht. (…) Glaube, Hoffnung und Liebe, diese drei bleiben. Aber am größten ist die Liebe."[27] Das steht im ersten Korintherbrief der Bibel und trägt die wohlklingende Überschrift: „Das Hohelied der Liebe". Eine wunderschöne Darstellung dieser einzigartigen Kraft! Gleichzeitig eine enorme Herausforderung voller Charakteristiken, die ich sehr häufig nicht erfüllen kann in meinen Freundschaften. Dennoch lese ich diese Stelle immer wieder gerne, um mir der Bedeutung von Liebe bewusst zu werden und damit auch ihrer Kraft, ihrer heilenden Inspiration, und mich dazu zu motivieren, genau auf diese Weise die Menschen in meinem Leben zu lieben.

Freunde – das sind Seelenverwandte, Lebensretter, Alltagsversüßer, Liebesspender, Trostgeber und die Einzigen, die sagen dürfen, wenn dein Hintern wirklich zu dick in dieser Hose aussieht. Ich weiß nicht, wo ich im Leben stehen würde ohne wahre Freundschaften. Der Mensch ist ein soziales Wesen und kann, will, muss nicht ohne andere Gleichgesinnte, die ihn auf seinem Weg begleiten, leben. Doch auch bei den Freundschaften sollten wir darauf achten, wem wir unsere Liebe offenbaren und genau hinschauen, wer auch uns wirklich lieben möchte. Leider wird Freundschaft oft ebenso profitabel gesehen wie Geschäftskontakte, die man aus einem bestimmten Benefit heraus pflegt. Oder Freundschaft wird verwechselt mit gegenseitigem Vergleichen, immer besser als der andere sein wollen und stets neidisch auf das blicken, was man nicht hat, der Freund aber schon – ob das nun eine Partnerschaft, eine neue Arbeitsstelle oder die Ikea-Family-Card ist.

Eine Freundschaft, die ich besonders in herausfordernden Zeiten sehr schätze, ist die zu meiner Seelenverwandten Katharina. Neben ihrem starken Glauben hat sie auch ein großzügiges Herz und die Fähigkeit, mir mit ihrer puren Anwesenheit ein Gefühl von Ruhe und Geborgenheit zu vermitteln. Bei ihr fühle ich mich zu Hause, angekommen, angenommen, nicht gestresst, nicht getrieben, gut genug und geliebt. Sie ist das Gegenteil von dem, womit ich in meinem Alltag konfrontiert bin, sie ist mein Gegenpol, mein Parasympathikus und zeigt mir immer wieder, wie viel schöner das Leben ist, wenn es langsamer laufen darf. Gerade in schweren Zeiten sind unsere Gespräche zwar auch tiefgründig und ernst, aber sie enden immer mit einem tröstenden Ausblick, einem Mut machenden Gebet und einer langen Umarmung, die unsere Verbundenheit spürbar macht und all das Gesagte in einer auf Liebe basierenden Geste verbindet. Katharina ist ein ehrlicher Feedback-Geber, sie teilt mir ihre Meinung mit, unabhängig davon, ob sie sich mit meiner deckt. Sie macht mich auf Verhaltensweisen aufmerksam und bewahrt dabei stets den nötigen Abstand, um mein Problem nicht zu ihrem werden zu lassen. Durch unseren Austausch trauen wir uns, über uns selbst nachzudenken und zu überprüfen, inwiefern Anregungen und Beobachtungen unserer Glaubensschwester wichtige Inhalte sind, denen wir mehr Aufmerksamkeit schenken sollten. In heiteren Zeiten können wir auch einfach schweigen, lachen, Kuchen essen (das tun wir auch in nicht heiteren Zeiten) oder durch die Parks spazieren gehen, wir erzählen uns Geschichten, Witze und völlig Belangloses. Wir sind nicht voneinander abhängig, erwarten keine Dauerpräsenz, wissen aber, dass wir uns voll und ganz aufeinander verlassen können und wenn es mal länger dauert, bis eine Antwort kommt, dann verurteilen wir nicht, sondern wir warten, weil wir nicht daran zweifeln, dass die andere sicherlich ihre Gründe haben wird und sich meldet, sobald es ihr möglich ist.

Deine erste Freundschaft sollte aber dir selbst gelten. Wenn du dich selbst lieben kannst, kannst du auch andere lieben. Um mich selbst lieben zu können, brauche ich die Gewissheit der Liebe Gottes. Freundschaft mit mir bedeutet auch Freundschaft mit Gott, mit dem Leben. Dann kann ich der Welt um mich herum eine gute Freundin sein. Mit anderen Worten: In einer Freundschaft leistest du nicht, hier bist du einfach. Du musst nicht alles wissen, aber du darfst alles fragen. Sie ist nicht perfekt, sondern genau richtig.

ZEHN REGELN
FÜR
MASKENTRÄGER

Diese Welt liegt dir zu Füßen. Wieso verschwendest du dann
deine Zeit damit, dir eine angeblich bessere aufzubauen?
J.G.

1. Nimm Hilfe an, und zwar so eine, die mit genügend Abstand und Professionalität dein Leiden einschätzen und mildern kann.

2. Gedanken sind nur Gedanken – sie kommen, sie gehen und du musst ihnen nicht Folge leisten. Versuche nicht, sie zu bekämpfen, sondern sie wahrzunehmen. Verfluche sie nicht, verherrliche sie nicht, sondern lasse sie einfach da sein. So verlieren sie ihre Macht.

3. Du hast Gefühle, aber du bist nicht deine Gefühle. Du hast Angst, aber du bist nicht deine Angst. Sie definiert dich nicht. Zähle positive Dinge auf, die dich ausmachen: abenteuerlustig, neugierig, eine gute Zuhörerin, ein Pokerprofi, ein guter Koch, ordentlich, spontan, witzig, …

4. Überprüfe deine drei Ws: Welche Wohlfühlmenschen, Wohlfühlorte und Wohlfühlaktivitäten gibt es in deinem Leben, bei denen du dich nicht verstellen, keine Rolle spielen und keine Masken tragen musst? Von welchen UWs (Unwohlfühl-) solltest du dich besser trennen?

5. Glaube. Und erinnere dich jeden Tag an deinen Glauben! Glaube daran, dass du frei bist, wenn du diese Freiheit annehmen willst. Wenn dir jemand im Weg steht, bist du das selbst. Um freie Bahn zu haben, sei bereit, Altes abzulegen und wirklich die Person zu sein, als die du geschaffen wurdest. Gott hat dich wunderbar und einzigartig gemacht – du bist ein Unikat, dich gibt es nur ein einziges Mal, niemand kann so sein wie du, also suche nicht bei anderen dein Ideal, sondern werde dein eigener Lieblingsmensch.

6. Atme. Hör nicht auf zu atmen und dich mit deinem Atem in das Hier und Jetzt zurückzuholen. Dein Atmen ist real, verbinde ihn mit ermutigenden Sätzen und verwende dieses kostenlose Hilfsinstrument, um dein Bewusstsein auf das Positive, auf dein „Am-Leben-sein" zu lenken.

7. Halte dich an die Wahrheit, nicht an die Werbung. Egal, was die Menschheit über dich und sich selbst denken mag, welchen Einflüssen du auch ausgesetzt bist, wie viele Vergleiche tagtäglich in deinem Kopf ablaufen und wie oft du dich wieder und wieder verurteilst: Du bist geliebt. Du bist angenommen. Du bist wertvoll. Das ist die Wahrheit. Dein Wert ist dein Sein, nicht dein Tun und auch nicht dein Besser-Werden.

8. Erlaube dir zu scheitern und staune darüber, wohin es dich bringen kann. Entdecke Umwege. Verlasse deine Schnellstraße und probiere den kleinen Schotterweg aus. Auch wenn du es dir über einhundertmal vornimmst und es immer noch nicht umsetzen kannst, höre nicht auf, es dir vorzunehmen – eines Tages wirst du es schaffen.

9. Um deine Masken abnehmen zu können, musst du sie zuerst annehmen. Akzeptiere jede einzelne deiner Masken, verzeihe dir, dass du dein Gesicht immer wieder zu verbergen versuchst und entwickle Empathie und Mitgefühl für dich selbst. Verstehe deine Parallelwelten und erkenne deine Rollenspiele – wenn du weißt, warum du sie „brauchst" und warum du Angst hast, sie abzulegen, kannst du daran arbeiten, diese Angst zu überwinden.

10. „Glaube, Hoffnung und Liebe, diese drei bleiben. Aber am größten ist die Liebe." Wenn du das tust und das sagst, was du liebst, kannst du keine Masken tragen und keine andere Rolle spielen als die Hauptrolle in deinem Leben. Mute dich dir selbst und der Welt zu, fülle dich selbst mit deiner Liebe, spüre wie es ist, von dir geliebt zu werden – dann kannst du auch deine (Um-)Welt mit diesem wunderschönen Geschenk bereichern.

IHR SEID MEINE HELDEN

Dieser Dankesteil ist lang, sehr lang und eigentlich zu lang. Doch Danke zu sagen ist mir nicht nur unheimlich wichtig im Leben, sondern auch etwas, das wir in unserer schnelllebigen Zeit viel zu oft überspringen, vergessen oder ganz verlernt haben. Deswegen sage ich jetzt Danke. Und zwar neun Buchseiten lang.

Mama – Natürlich gilt dir mein erster Dank, obwohl ich nicht weiß, wo ich da anfangen soll. Dafür, dass du mich in dieses Leben gesetzt hast? Das wäre zu einfach. Für meine großen Hände und Füße? Das wäre zu banal. Für deine ganzen Gebete und Gedanken, die du mir widmest und immer öfter auch mit mir teilst? Selbst das wäre nicht genug. Danke, dass du nicht aufgegeben hast und eine Löwenmutter warst, die ihre Jungen niemals im Stich gelassen hätte. Dass du mich in Phasen geliebt hast, in denen nicht mehr viel Liebenswürdiges an mir war, in denen generell kaum noch etwas an mir dran war. Dass du mit mir quer durch Deutschland gefahren bist, um mich an einem Ort zu wissen, den wir beide mögen und um mich schließlich dort loslassen zu können. Dass du niemals aufhören wirst, dir Sorgen zu machen, weil du eben eine fürsorgliche Mama bist und ich immer dein kleines Nesthäkchen sein werde. Am meisten aber möchte ich dir für das Hier und Jetzt danken und dafür, dass du Schritt für Schritt lernst, dich selbst zu lieben und dadurch auch mich freier und bedingungsloser lieben kannst.

Papa – Danke, dass wir uns entgegen jeglicher Wahrscheinlichkeiten und falschen Abbiegungen doch noch in diesem Leben getroffen haben. Als Vater und Tochter. Danke, dass ich deine Jennymaus, dein Mäuschen, sein und bleiben darf und wir niemals zu alt sein werden, um Verpasstes nachzuholen, denn Vertrauen und

Liebe kennen keine Altersgrenze. Danke, dass du mir nicht nur deine Leidenschaft für Motorbiking vererbt hast, sondern noch so viel mehr Gutes.

Madeleine – Früher wollte ich immer so sein wie du. Heute merken wir immer wieder, wie unterschiedlich wir sind. Verschieden einzigartig. Eines aber, das haben wir gemeinsam: Wir lieben uns. Danke, dass du mich immer angenommen hast und mir das Gefühl vermitteln konntest, nie den Blick für deine kleine Schwester zu verlieren, auch wenn sie zeitweise überschattet und verdeckt war von einem finsteren, fremden Krankheitsschleier. Danke, dass du schweren Herzens respektierst, wenn ich Abstand brauche und darauf vertraust, dass das Entfernen ein umso deutlicheres Miteinander ermöglichen wird. Und natürlich: Danke für jede „Ich hab Schmerzen, Madi, was mach ich jetzt?"-Ferndiagnose.

Chris – Mich begeistert und berührt dein Interesse an meinem Leben – du möchtest verstehen, wie ich Erlebtes aufarbeite, und erfassen, welche Prozesse in mir ablaufen. Du willst teilnehmen an meinem Heilungsprozess, doch nicht als „Zeigefinger-Besserwisser-Bruder", sondern als Zuhörer und Mitdenker, Mitfühler und Annehmer. Du siehst in meinen Erkenntnissen eine Unterstützung für dich selbst und bringst mir dadurch so unheimlich viel Wertschätzung entgegen. Am meisten aber danke ich dir für unsere wertvollen gemeinsamen Momente – auf dem Motorrad, auf der Couch, im Wald. Bei dir fühle ich mich zu Hause, an eurem Tisch fühle ich mich ernst genommen und freigelassen, in deinem Arm fühle ich mich geliebt und geborgen. Danke.

Oma – Du weißt ja: Du warst der Anfang. Ohne dich kein Schreiben. Ohne dich kein Buch. Ohne dein Nähzimmer und den Heizkörper, auf dem ich immer saß, hätte ich wohl nie das

Schreiben für mich so entdeckt. Seit ich mit 14 Jahren ein Diddl-buch für meinen damals besten Freund David vollgeschrieben habe, hast du mich Tag für Tag dazu ermutigt weiterzumachen, hast dir meine Texte angehört und mir in den Schreibpausen die besten Pfannkuchen mit Johannisbeergelee gezaubert. Selbst im Erwachsenenalter habe ich dich nicht selten angerufen, um dir seitenlange Reportagen vorzulesen, weil ich deine Meinung dazu wissen wollte (und immer noch wissen will). Ich rieche heute noch den Duft deiner Schneiderwerkstatt und spüre, wie du deine Nase an meiner Nase kitzelst – nicht zu vergessen meine endlose Be-geisterung für deine Speedy-Gute-Nacht-Geschichten. Opa und du – ihr ward mein Paradies auf Erden. Für mich ist es ein großer Segen, dass du die Buchentstehung miterleben darfst und einer der ersten Leser warst. Auch wenn du meine Wortwahl an bestimmten Stellen nicht ganz ideal findest („geil"), weiß ich, dass du immer mein größter Fan sein wirst. Und ich werde immer dein größter Fan sein.

Oli – Wie wichtig doch diese leisen Begleiter im Hintergrund des Lebens sind. Du warst immer da, alleine deswegen möchte ich dir aus tiefstem Herzen danken. In unserer Hamburg-Zeit hast du mich bei Zwischenmahlzeiten, Hochzeitseinkäufen und dem einen oder anderen Heulanfall begleitet. Danke für deinen Pragmatis-mus und deine nüchterne Art, die selbst anscheinend unlösbare Katastrophen mit ein paar Sätzen völlig entdramatisieren kann. Danke, dass du meine Schwester so liebst, wie du es tust. Und – danke, dass du so wunderbar groß bist: Dich zu umarmen, fühlt sich einfach toll an.

An alle, die ich bis hierher einzeln erwähnt habe: Danke, dass ihr diesem Buch und meinen Schilderungen zugestimmt habt. Ohne dieses Vertrauen und diese Unterstützung hätte ich es niemals veröffentlichen können. Das ist ein großer Liebesbeweis und ich weiß, dass es alles andere als selbstverständlich ist. Auch ist mir bewusst, dass dieses Buch so manchen Prozess von Reflexion und Nachdenken in euch ausgelöst hat. Danke, dass ihr euch dem stellt – und mich trotzdem noch lieb habt!

Ben – Danke, dass du meinen Lebenslauf um einen kleinen, aber ganz besonderen Abstecher in die Niederlande erweiterst. Die Zeiten in Ijsselstein werden für immer eine wunderschöne Erinnerung bleiben, genauso wie dein legendäres „Weihnachts-XXL-Holland-Geschenk". Wie sehr freue ich mich auf unser erstes Weißbier im Ginolfs-Garten! Cheers!

Chrissi – Danke, dass du mir nie das Gefühl vermittelt hast, eine Last am Tisch zu sein (und es bis heute nicht tust) und dass ich bei euch immer jeden Wunsch äußern darf. Danke, dass ich für dich Familie bin.

Emma – Danke, dass es dich gibt und du so gerne (und so frech) lachst.

Alisha – Danke, dass du unserem Papa eine vierte Möglichkeit schenkst, Vater zu sein und danke, dass du so eine wundervolle Tochter und Schwester bist.

Eva – Danke, dass du uns Alisha geschenkt hast und dass wir für dich von Beginn an zur Familie gehört haben. Und danke für all unsere Facebook-Chats.

Pedi – Danke, dass du mein Sprachrohr warst, als ich es noch nicht selbst sein konnte (besonders in der Klinik-Zeit).

Gabi – Danke für deine Begeisterung für das, was ich tue und danke für all deine ermutigenden Nachrichten. Du bist großartig so wie du bist, dein Weg im Leben ist der einzig für dich auserwählte und jeder Schritt genau so geplant. Zweifle nicht an Sinn oder Wert und nimm das Geschenk einfach an.

Katharina – Ich sage nur eins: Sprachnachrichten. Danke, dass du dir stundenweise diese Sprachnachrichten von mir angehört hast – immer wieder, wenn ich zweifelte, hinterfragte, einen Rat oder einfach nur jemanden zum Reden brauchte, wir aber nicht telefonieren konnten. Besonders in meiner intensiven Schreibphase, als ich nicht einmal in Deutschland war, warst du immer für mich da. Doch nicht irgendwie, nicht halbherzig, nicht nur mal so zwischendurch, sondern stets mit deiner ganzen Aufmerksamkeit, Unterstützung und Hingabe. Als nette Kollegin habe ich dich kennen und als Seelenverwandte lieben gelernt. Du hast für mich Freundschaft, besonders aber Schwesternschaft neu definiert und erleben lassen. Danke, Bussybabymama!

Debi – Danke für das Weiterbestehen und Vertiefen unserer Freundschaft. Danke, dass du immer versucht hast, mich zu verstehen, selbst wenn es dir manchmal unmöglich schien. Selbst wenn wir nicht mehr in derselben Wohnung leben, leben wir im gemeinsamen Glauben – und dafür danke ich dir. (Und danke für den wunderschönen Blumenstrauß, den ihr mir in die Klinik geschickt habt.)

Maria – Danke, dass du mich nie anders behandelt hast. Du bist immer dieselbe großartige Freundin an meiner Seite gewesen, die mich mit jeder Kiloangabe voll und ganz angenommen hat. Für dich gibt es keine Vergleiche und keine Verurteilung. Du ermahnst mich, wenn ich es wieder einmal übertreibe, du tröstest mich, wenn mich andere ärgern und du schaffst es sogar, dass ich einfach mal chille und Netflix schaue.

Larifarimogelzahn (die eigentlich Lara heißt) – Du bist meine langjährigste Freundin und die einzige, mit der ich völlig unbeschwerte Teenie-Zeiten und kindliche Glücksmomente teilen kann. Danke für jede verrückte Idee (Wir haben sie alle umgesetzt!), danke fürs Heuballen-Springen, für jeden einzelnen Nutella-Toast, für jede Sims-Familie, für all unsere tollen Choreografien, für die Nordsee-Momente, für unsere Leidenschaft für Miniplaybackshows, für mein Bauchtanzkostüm, für das Porschefahren und das Schreiend-Weglaufen, wenn wir eine Wildsau im Kühlschrank entdeckt haben. Danke, dass du mich nie aus deinem Herzen entlassen hast und danke, dass wir uns jahrelang nicht sehen können und du dich dennoch wie Familie anfühlst, sobald ich dich im Arm habe.

Frau Engler – Danke für das, was wir gemeinsam entdeckt haben, und danke für das, was wir noch entdecken dürfen.

Knut Jöbges – Danke, dass Sie sich mich zugemutet haben und es immer wieder tun.

Dr. Koch – Danke, dass Sie mir elf Wochen Therapie ermöglicht haben. Danke für jede Gruppensitzung, in der ich mindestens tausend Fragen stellte. Danke für jede Einzelsitzung, nach der ich mich immer besser als davor gefühlt habe, und danke für so manchen SOS-Einsatz. Danke, dass Sie sich für diesen Beruf entschieden haben.

Das Küchenpersonal der Schönklinik Bad Arolsen – Danke für eure Geduld und die Samthandschuhe, die ihr für mich tagtäglich getragen habt.

Rahel, Andreas und Birgit – Ihr seid eine so wundervolle Familie und dass ich euch auf diesem besonderen Lebensabschnitt treffen durfte, ist wirklich ein nicht zu begreifendes Geschenk.

Anskerkirche Bad Arolsen – Danke, dass ich hier einfach sein durfte – selbst wenn ich nicht in der Lage war, Brot und Traubensaft zu mir zu nehmen.

Benjamin, Fridjof, Marianne und andere Kreuzbergprojektler – Danke, dass ihr auch über die Distanz an mich gedacht und für mich gebetet habt.

Jürgen/Equippers – Danke für deine Art zu predigen. Euer Podcast hat mir in Zeiten von Anfechtungen und Kämpfen in der Schreibphase so manchen Tag gerettet.

Tobias (TBO) – Danke, dass ich durch dich das erste Mal erleben durfte, wie einfühlsam und verständnisvoll männliche Autoritätspersonen und Vorgesetzte sein können.

Daniel Böcking – Danke, dass du ein Buch geschrieben hast, das ich „lektorieren" durfte.

Kim und Micha – Danke, dass ihr mir einen Ort gezeigt habt, den man nicht einfach besuchen kann, sondern den man lebt. Wenn man ihn verlässt, dann nur, um wiederzukommen – zum Beispiel, um ein Buch (fertig) zu schreiben.

Matze – Danke fürs Wohnung-Hüten und Pflanzenretten. Ohne dich hätte ich niemals beruhigt ins Schreibland abtauchen können!

Christel – Du bist für mich „the mother of dance" und damit irgendwie auch „the mother of life". Auch wenn man meine Adern sah, alle Kleider herunterfielen und ich neben einigen Bomben-Bräuten wie ein Streichhölzchen wirkte, hast du nicht eine Sekunde gezögert, mich in die erste Reihe zu stellen. Du hast mich einfach genommen – an deine warmherzige, voll tätowierte Brust.

Selma – du warst der Anfang und ein ständiger Höhepunkt auf meiner Tanzreise. Deine Berliner Schnauze und dein großes Herz schleppten mich durch unzählige Extraübungen von Pliés, Tondues, zogen mir imaginäre Hosenhalter, Scheinwerfer und Kopfseile an und endeten stets mit den besten Gesprächen.

Carsten – Danke, dass ich durch uns erkannt habe, wie gerne ich liebe.

Sarah – Wofür dankt man seiner Lektorin am meisten? Wahrscheinlich fürs Aushalten. Fürs Mich-Aushalten. All die „Ist das wirklich gut so?"-E-Mails, die SOS-Anrufe à la „Ich schaff das aber nicht…" und deine ständige Begleitung machen diese Wörter und Zeilen tatsächlich zu einem lesbaren Gesamtwerk.

Stefan – Du warst von Anfang an dafür, bist extra nach Berlin gekommen und hast dich nach einer Deutsche-Bahn-Panne die verbleibenden zwei Stunden mit mir an einen Tisch gesetzt, um die waghalsige Idee, ein Buch zu schreiben, als eine tatsächlich zu realisierende Wirklichkeit zu definieren. Leider bist du nicht mehr Teil des adeo-Teams, dennoch hoffe ich, dass du ein treuer Leser deines eigenen Verdienstes sein wirst.

Michael Neher – Danke, dass Sie meine Kommentare in Daniel Böckings Buch nicht überlesen, sondern ein Talent gesehen haben, das man fördern sollte.

Michael Despeghel – Danke für deine schnelle und kompetente Mitarbeit, vor allem aber, dass in unserem Arbeitsprozess eine wohltuende Komponente von Anteilnahme und Persönlichkeit hinzukam.

Melanie – Danke, dass du mich daran erinnert hast, in welche Richtung ich laufen muss und wie dieses Lachen funktioniert. Jay zu bah, Watermelon!

Danke an jeden Menschen, der die Frage „Und um was geht es in deinem Buch?" mit ernsthaftem Interesse stellte und sich auf eine herausfordernde, wunderbare Konversation einließ.

Du – mein abschließender Dank gilt dir. Schließlich habe ich dieses Buch einzig und allein für dich geschrieben. Wie schade wäre es, wenn ausgerechnet du es nicht gelesen hättest?

QUELLENNACHWEISE

1 Lukas 23, 34 LUT.

2 Koch, Samuel: Rolle vorwärts. Das Leben geht weiter, als man denkt. © 2015 by adeo Verlag in der Gerth Medien GmbH, Asslar, ISBN 978-3-86334-071-1, S. 78.

3 Williamson, Marianne: Rückkehr zur Liebe. Harmonie, Lebenssinn und Glück durch „Ein Kurs in Wundern", © 1993 Arkana Verlag, München, in der Verlagsgruppe Random House GmbH. Übersetzung: Susanne Kahn-Ackermann.

4 Galater 5,13 LUT.

5 Johannes 8,32 LUT.

6 Galater 5,1 NL.

7 Matthäus 12,35 NL.

8 Markus 7,20 NL.

9 Lukas 6,49 NL.

10 Römer 12,21 NL.

11 Matthäus 7,12 NL.

12 Matthäus 7,1 NL.

13 Römer 14,1-3 NL.

14 Römer 14,5 NL.

15 Römer 14,22 NL.

16 Matthäus 7,3-5 NL.

17 2. Korinther 12,6 NL.

18 2. Korinther 3,1-2 NL.

19 Prediger 4,7-8 NL.

20 Markus 5,36 NL.

21 Jakobus 2,17 NL.

22 Jakobus 2,26 NL.

23 2. Korinther 6,10 NL.

24 Sprüche 16,24 NL.

25 Prediger 1,2-2,21 NL.

26 Prediger 3,12-13 NL.

27 1. Korinther 13,4-13 NL.

VITA

Von der Schule nach Südafrika, von Kapstadt ins Studium, vom Studium nach Singapur und Kenia zum ZDF, vom TV ins Berliner Startup-Leben, vom Marketing zur christlichen Hilfsorganisation. Jenifer Girke mag es bunt, abwechslungsreich und ihre Neugier kennt keine Grenzen. Heute lebt und arbeitet die 26-Jährige in Berlin und schreibt unter anderem für diverse Online-Magazine. Sie reist für verschiedene Hilfsorganisationen um die Welt und berichtet über deren Arbeit in den sozialen Netzwerken.

Der Verlag weist ausdrücklich darauf hin, dass im Text enthaltene externe Links vom Verlag nur bis zum Zeitpunkt der Buchveröffentlichung eingesehen werden konnten. Auf spätere Veränderungen hat der Verlag keinerlei Einfluss. Eine Haftung des Verlags ist daher ausgeschlossen.

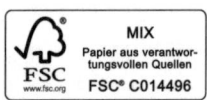

Die Bibelstellen wurden den folgenden Übersetzungen entnommen:
Lutherbibel, revidiert 2017, © 2016 Deutsche Bibelgesellschaft, Stuttgart (LUT)
Neues Leben. Die Bibel, © der deutschen Ausgabe 2002 und 2006,
SCM R. Brockhaus in der SCM Verlagsgruppe GmbH, Witten/Holzgerlingen

Copyright © 2018 adeo Verlag
in der Gerth Medien GmbH, Dillerberg 1, 35614 Asslar

1. Auflage März 2018
Bestell-Nr. 835184
ISBN 978-3-86334-184-8

Umschlaggestaltung: Die guten Botschafter, Haltern am See
Umschlagmotiv: Steffen Roth
Lektorat: Sarah Koller
Satz: Uhl + Massopust, Aalen
Druck und Verarbeitung: GGP Media GmbH, Pößneck
Printed in Germany

www.adeo-verlag.de